中国医改发展报告

（2015）

Report on the Development of Health Care System Reform in China

中国医学科学院《中国医改发展报告》编撰委员会　编

中国协和医科大学出版社

图书在版编目（CIP）数据

中国医改发展报告.2015／中国医学科学院《中国医改发展报告》编撰委员会编. —北京：中国协和医科大学出版社，2016.3
ISBN 978-7-5679-0295-4

Ⅰ.①中…　Ⅱ.①中…　Ⅲ.①医疗保健制度-体制改革-研究报告-中国-2015　Ⅳ.①R199.2

中国版本图书馆 CIP 数据核字（2016）第 047056 号

中国医改发展报告（2015）

编　　者：中国医学科学院《中国医改发展报告》编撰委员会
责任编辑：许进力

出版发行：中国协和医科大学出版社
（北京东单三条九号　邮编 100730　电话 65260378）
网　　址：www. pumcp. com
经　　销：新华书店总店北京发行所
印　　刷：北京佳艺恒彩印刷有限公司

开　　本：787×1092　　1/16 开
印　　张：6
彩　　页：2
字　　数：60 千字
版　　次：2016 年 12 月第 1 版
印　　次：2016 年 12 月第 1 次印刷
定　　价：35.00 元

ISBN 978-7-5679-0295-4

中国医改发展报告（2015）

Report on the Development of Health Care System Reform in China

引 言

“十二五”时期是全面建设小康社会的关键时期，是深化改革、加快转变经济发展方式的攻坚时期。医药卫生体制改革（简称医改）作为社会改革的重要内容，受到党和政府的高度重视。医改是维护群众健康的重大民生工程，也是促进社会公平的重大举措，是贯穿经济社会领域的一场综合性改革，具有系统性和艰巨性的同时，也具有长期性。党和政府为维护人民健康权益，强力推动改革。

“十二五”期间，医改主要聚焦在加快健全全民医保体系、巩固完善基本药物制度和基层医疗卫生机构运行新机制、积极推进公立医院改革方面，并统筹推进了相关领域改革。“十二五”医改规划实施以来，基本医疗保障水平显著提升，城乡居民健康差距不断缩小，居民抵御疾病风险的能力有所增强；卫生总费用结构不断优化；医疗卫生服务供给改革持续推进；基本医疗卫生服务可及性显著增强。

“十三五”时期是全面建成小康社会的决胜阶段，也是建立健全我国基本医疗卫生制度的决胜阶段。2015 年是全面完成“十二五”规划、统筹谋划“十三五”规划、承上启下的重要一年，各项改革取得新进展，多项工作取得新成效。

2015 年医改继续纵深推进，呈现出一些新特点：

一是强化医改工作的组织领导，持续强力推进医改。立足医改全局，领导体制进一步理顺。综合施策，多方保障，进一步健全领导决策机制、狠抓任务落实，着力用中国式办法破解医改难题，保障了医改有序推进。

二是年度出台改革政策最多，强化了顶层设计，实施路径更加清晰。2015年国家层面密集出台了一系列深化医改政策文件，体现了党中央、国务院对维护人民群众健康福祉的重视，也体现了政府主动作为、推动改革的决心。三是改革共识进一步凝聚，各项政策协调性有所加强。针对医改协调难度大、政策关联度高的特点，多部委加强协作配合，联合发布政策文件，共同推进医改向纵深发展。四是着力推进“抓督导、抓落实”。组织开展大督查、大调研，深入试点省份，多维度对改革实施效果进行考核评估，推动了医改举措的落地实施。五是地方改革取得明显成效，形成可借鉴经验。地方改革积极性进一步调动，积极探索医改最佳路径，形成各具特色的地方经验，以点带面，推动了改革进程。

目 录

第一章　2015 年医改新进展

第一节　顶层设计进一步加强，实施路径更加清晰

2015 年，深化医药卫生体制改革更加注重加强顶层设计，先后出台了一系列改革政策，明确了改革的时间表和路线图。

在推进公立医院改革方面，为破除公立医院逐利机制，维护其公益性，国务院办公厅先后出台了《关于全面推开县级公立医院综合改革的实施意见》和《关于城市公立医院综合改革试点的指导意见》，明确了公立医院改革的主要目标、关键环节和重点任务，使公立医院改革的路径逐步清晰；强化了对公立医院改革效果监测评价，凝练地方改革经验，加快公立医院改革进程。

在健全医疗保险制度方面，为筑牢全民基本医疗保障网底，提升百姓医疗保障力度，让更多的人民群众受益，国务院办公厅制定了《关于全面实施城乡居民大病保险的意见》，这是对大病患者发生高额医疗费用给予进一步保障的一项新的制度性安排，可有效缓解因病致贫、因病返贫问题。民政部等有关部门联合发布了《关于进一步完善医疗救助制度全面开展重特大疾病医疗救助工作的意见》，对完善医疗救助制度、全面开展重特大疾病医疗救助工作做出部署。

在建立药品集中采购新机制方面，为保障药品质量安全和供应安全，规范药品流通秩序，国务院办公厅印发了《关于完善公立医院药品集中采

购工作的指导意见》，对实行药品分类采购等做出明确规定。为降低药品虚高价格，减轻患者不合理的医药费用负担，国家发展改革委等有关部门联合印发了《关于推进药品价格改革意见的通知》。

在推进分级诊疗制度建设方面，为引导优质医疗资源下沉，形成科学合理就医秩序，国务院办公厅制定了《关于推进分级诊疗制度建设的指导意见》，合理配置医疗资源、促进基本医疗卫生服务均等化，这是深化医药卫生体制改革的一项重大制度建设。

在强化基层医疗卫生服务方面，为促进基本公共卫生服务均等化和社会公平，满足农村居民日益增长的医疗卫生服务需求，让农村居民获得便捷、价廉、安全的基本医疗服务，国务院办公厅印发了《关于进一步加强乡村医生队伍建设的实施意见》，提升农村居民基本医疗卫生服务的公平性、可及性。国家卫生计生委、国家中医药局联合发布了《关于进一步规范社区卫生服务管理和提升服务质量的指导意见》，对进一步规范社区卫生服务管理提升服务质量和能力提出了具体意见。

在促进社会办医与养老服务方面，为加快推进社会办医疗机构成规模、上水平发展，国务院办公厅印发了《关于促进社会办医加快发展若干政策的措施》，在不断满足人民群众多样化、多层次医疗卫生服务需求方面提出了明确要求。为鼓励民间资本参与养老服务业发展，逐步使社会力量成为发展养老服务业的主体，民政部等有关部门联合出台了《关于鼓励民间资本参与养老服务业发展的实施意见》。为加快推进医疗卫生与养老服务相结合，积极应对人口老龄化，国家卫生计生委、民政部、国家发展改革委联合印发了《关于推进医疗卫生与养老服务相结合的指导意见》，部署了健全医疗卫生机构与养老机构合作机制等五个方面的重点任务，以满足人民群众多层次、多样化的健康养老服务需求。

第二节　重点领域改革有效推进

一、县级公立医院综合改革全面推开

2015 年是县级公立医院综合改革全面推开的一年，实施改革的县级公立医院数达 4107 个，各地积极落实政府办医职责，推进管理体制改革，建立公立医院运行新机制，创新人事和薪酬制度，各项改革取得积极进展，县域医疗资源不断优化，县级公立医院服务能力明显提升，次均费用快速上涨的趋势得到一定遏制。

（一）县域医疗资源配置更加优化

大部分地区编制并及时向社会公开了区域卫生规划，通过组建医疗联合体、托管、院办院管等形式促进医疗资源整合，强化基层服务能力。浙江省推动医学人才和城市医院资源“双下沉”，实现县域医疗卫生机构服务能力和群众满意率“两提升”，扩大优质资源利用效率和辐射效应，深化县域医疗卫生一体化发展，探索县域内医务人员交流制度。江苏省以县级医院为龙头，实施县乡村一体化改革，江阴、启东等县（市）实行县乡村医疗机构一体化[1]。广东省湛江市全面推开县镇医疗卫生服务一体化管理，县级医院对乡镇卫生院在人事、财务后勤、资产、业务、药品耗材等方面进行统一管理[2]。

[1] 国家卫生计生委. 江苏省公立医院综合改革进展情况［EB/OL］. http://www.nhfpc.gov.cn/zhuzhan/xwfbh/201508/988b7a70c94c47c1b5e0e6b71ba31de1.shtml.

[2] 国家卫生计生委. 县级公立医院改革工作手册［EB/OL］. http://www.nhfpc.gov.cn/tigs/s3582/201507/ccab1de413ca4178b85f543a03901c0c.shtml.

（二）县级公立医院管理体制不断健全

多地对县级公立医院管理体制进行了有益探索。明确政府办医职责，逐步落实医院独立法人地位，在县级层面成立由县委、县政府主要领导牵头的公立医院管理委员会，合理界定政府作为出资人的举办监督职责和医院作为事业单位的自主运营管理权限[3]，有效解决了管理职权分散问题，建立统一、协调、高效的公立医院管理体制。

（三）新的运行机制初步建立

破除以药补医，建立县级公立医院运行新机制是县级公立医院综合改革的核心环节。各地通过取消药品加成，调整医疗服务价格，增加政府投入以及节约医院运行成本等综合措施，推动构建科学补偿机制。大部分地区按照“总量控制、结构调整、有升有降、逐步到位”的原则调整医疗服务价格，价格调整的科学性和系统性水平有所提升；部分地区将增加的财政补助与医院绩效考核结果等挂钩。福建省三明市通过进一步完善药品采购机制、加强医生行为监管等举措，“价”“量”双管齐下，控制药品费用；并以降低的药品费用为调价空间，理顺医疗服务价格体系，建立动态调整机制，规范医务人员诊疗行为。同时，各地积极落实政府投入保障责任，确保对公立医院 6 项投入及时，足额到位。2015 年，中央财政按照改革要求和相关补助标准，对全国 1977 个县按每县 300 万元的标准下达补助资金 59. 31 亿元，推动建立公立医院新的补偿机制。将新疆生产建设兵团设有师级医院的 13 个师纳入县级公立医院综合改革，下达补助资金 3900 万元，推进兵团公立医院改革。

---

[3] 国家卫生计生委. 我国公立医院综合改革进展情况 [EB/OL]. http://www.nhfpc.gov.cn/zhuzhan/xwfbh/201508/20f2ccd9e5ee415c89f615a80618d0cd.shtml.

随着改革的深化，县级公立医院补偿机制逐步完善，医药费用构成逐步优化，药品费用占比逐年下降，技术劳务性费用逐渐上升，以药补医逐步破除，医务人员的技术劳务价值得到进一步体现（表 1、表 2）。

表 1　2012~2015 我国县级公立医院补偿机制改革进展

指　　标	2015 年	2014 年	2013 年	2012 年
取消全部药品加成的公立医院占比（%）	99.8	87.4	91.7	-
院均总收入增长率（%）	12.7	12.7	-	-
财政补助收入占总支出比重（%）	10.3	8.5	8.3	8.1
基本医保收入占总支出比重（%）	31.1	29.7	28.2	-
药品收入占医疗收入比重（%）	39.0	40.9	42.3	44.7
资产负债率（%）	47.8	47.2	47.2	43.6

数据来源：国务院医改办. 2015 年度医改工作进展监测结果报告

表 2　2014~2015 年我国县级公立医院医疗费用构成

指　　标	2015 年	2014 年
县级公立医院患者门诊费用构成（%）	100.0	100.0
其中：药费	43.8	44.9
耗材检查费 b	37.1	36.6
技术劳务性费用 c	14.7	14.1
县级公立医院患者住院费用构成（%）	100.0	100.0
其中：药费	36.6	39.1
耗材检查费 b	31.0	29.0
技术劳务性费用 c	30.2	29.5

数据来源：国务院医改办. 2015 年度医改工作进展监测结果报告

注：b 包括卫生材料费、检查费、化验费；c 包括挂号费、床位费、诊察费、治疗费、手术费、护理费、药事服务费

（四）医保支付制度改革稳步推进

支付方式改革是县级公立医院综合改革的重要突破口之一。各地普遍推进支付方式改革，在控制医疗费用，规范服务行为等方面取得积极成效。如云南省禄丰县、祥云县探索实行按疾病诊断组付费，玉溪市启动市、县两级公立医院按疾病诊断组付费制度改革试点。河南宜阳、武陟、息县推行新农合按病种付费、分组管理、分类支付改革。黑龙江省甘南县实行单病种，按床日付费的支付办法[4]。医务人员的诊疗行为得到进一步规范，医药费用较快上涨的势头得以控制。全国县级公立医院次均门诊费用为172.5元，按当年价格同比上涨4.7%，按可比价格同比上涨3.3%；全国县级公立医院人均住院费用为5080.8元，按当年价格同比上涨5.0%，按可比价格同比上涨3.6%。2015年底全国县级公立医院门诊次均药品费用75.5元，按当年价格同比上涨2.0%，门诊平均药占比为43.8%，较2014年下降1.1个百分点，人均住院药费为1861.1元，按当年价格下降1.7%，住院药占比36.6%，较2014年下降2.5个百分点。

（五）人事薪酬制度改革有所创新

人事薪酬制度改革是公立医院改革的重中之重，各试点地区积极推行定岗定编不定人的用人机制。2015年，县级公立医院人员支出占业务支出的比重从2013年的29.6%提高到32.8%。部分省（市）在县级公立医院人事薪酬制度上进行创新。如江西省实行编外人员控制管理，与编制内人员在薪酬、职称评定、竞争上岗等方面享受同等待遇；江苏省将编内编外人员统一纳入岗位设置管理，提高县级医院高级岗位结构

[4]国家卫生计生委. 县级公立医院改革工作手册［EB/OL］. http://www.nhfpc.gov.cn/Tigs/s3582/201507/ccab1de413ca4178b85f543a03901c0c.shtml.

比例，全面推行聘用制度[5]；福建石狮等地推进稳定存量编、用活增量编的改革，探索实行编制备案制，编内编外人员同岗同待遇；海南省允许县级公立医院以校园招聘方式招聘应届毕业生，以考核招聘方式招聘主治医生职称以上专业人员。同时各地探索建立符合行业特点的薪酬制度，鼓励多劳多得、优绩优酬，分配制度改革的激励作用开始逐步显现[6]~[7]。福建省三明市积极探索薪酬制度改革，建立全员目标年薪制，通过工分考核发放年薪，遏制公立医院的“创收”冲动，促进公立医院回归公益性[8]。

（六）县级公立医院服务能力不断提升

提升县级公立医院服务能力是推进各项改革的基础。各地通过加强软硬件和基础设施建设，加强重点学科建设，开展对口支援、推动信息化建设等方式不断夯实县级公立医院服务能力。广东省全面提升县级医院综合能力，加强县级医院临床专科建设，完善县域急救体系建设，实现全省县级医院对口帮扶全覆盖[9]。陕西省实施基层医师培训、县级临床骨干培训和县及县以下医学本科人才招聘工程，通过提高福利待遇，制定优惠政策，

---

[5]国家卫生计生委. 江苏省公立医院综合改革进展情况［EB/OL］. http://www.nhfpc.gov.cn/zhuzhan/xwfbh/201508/988b7a70c94c47c1b5e0e6b71ba31de1.shtml.

[6]国家卫生计生委. 县级公立医院改革工作手册［EB/OL］. http://www.nhfpc.gov.cn/tigs/s3582/201507/ccab1de413ca4178b85f543a03901c0c.shtml.

[7]国家卫生计生委. 我国公立医院综合改革进展情况［EB/OL］. http://www.nhfpc.gov.cn/zhuzhan/xwfbh/201508/20f2ccd9e5ee415c89f615a80618d0cd.shtml.

[8]国家卫生计生委. 国务院深化医药卫生体制改革领导小组简报（12期）［EB/OL］. http://www.nhfpc.gov.cn/tigs/ygjb/201601/3e751575358349db8723bbc2493c7a42.shtml.

[9]国家卫生计生委. 国务院深化医药卫生体制改革领导小组简报（113期）［EB/OL］. http://www.lqxwsj.gov.cn/linquan/Pages/Web/NewsDetails.aspx?id=70d15f93-e1f3-4048-850c-5f42b7d28848.

吸引专业人才特别是本科毕业生到基层工作[10]。黑龙江、广西、重庆、贵州等地加强县级公立医院与基层医疗卫生机构联动不断提升县域内卫生服务能力。据国家卫生计生委统计信息中心数据显示，2015 年底，全国新农合县域内就诊率达到 80%。

二、全面推开 100 个试点城市公立医院改革

城市公立医院综合改革是最受关注的一项任务，是全面实现医改目标的关键，甚至直接关乎医改全局。在前期试点基础上，2015 年又增加了辽宁省本溪市等 66 个城市为第三批公立医院改革国家联系试点城市。公立医院改革试点城市扩大到 100 个，改革试点的城市公立医院数为 1165 个，改革力度逐步加大。

（一）管理体制逐步完善

探索公立医院的管理体制改革，建立现代化医院管理制度是深化公立医院综合改革的重点领域之一。2015 年，结合第一批、第二批联系试点城市的经验，继续加强政府顶层设计，持续、稳步地推进政事分开、管办分开的现代化医院管理制度探索。主要组织形式为：①卫生计生行政部门外组建专门办医机构，作为市政府直属事业单位或行政机构；②卫生计生行政部门内设办医机构、卫生计生行政部门组建专门办医机构，作为事业单位，建立理事会，政府相关部门及医院负责人为理事会成员；③医院建立理事会[11]。区域的整体改革取得积极进展。江苏镇江市加快政事分开，明

[10] 国家卫生计生委. 国务院深化医药卫生体制改革领导小组简报（112 期）[EB/OL]. http://www. lqxwsj. gov. cn/linquan/Pages/Web/NewsDetails. aspx? id= d926fa4a-195b-4687-8090-a279bfe280ac.

[11] 国家卫生计生委. 国务院深化医药卫生体制改革领导小组简报（91 期）[EB/OL]. http://www.nhfpc.gov.cn/tigs/ygjb/201507/bd39f973732849dea9e0a1ede3a10577.shtml.

确市政府委托卫生计生行政部门履行公立医院出资人主体责任，负责建立医疗集团法人治理结构，确定公立医院规划和发展方向，监督公立医院资产和运营，建立公立医院绩效评价机制，保证社会公益性目标的实现。天津泰达国际心血管病医院打破传统行政体制，实行所有权与经营权分离的治理结构，体现了管办分离的新型政府职能。通过所有权与经营权分离，政府只对投入资金和国有资产等基本事项进行定期监管，其余事务全部由医院依据国家法律法规和医疗事业发展规律自主决定，使医院拥有更大的决策权和人事权，按卫生事业的固有规律制定发展战略，进行日常运营。通过试点改革，我国公立医院院长的法人地位逐步体现，院长作为法人代表全面负责医院运行，基本上能做到院长在经营管理上有职有责有权，部分医院开始尝试规范的医院法人治理改革。

（二）运行机制建设有所突破

破除以药补医机制是完善城市公立医院运行机制的重要内容，2015 年，我国试点城市公立医院补偿机制改革逐步推进（表 3）。通过调整医疗服务价格，加大政府投入，改革支付方式，降低医院运行成本等，建立科学合理的补偿机制，完善医药费用管控制度，医药费用不合理增长得到一定控制（表 4）。“十二五”期间，国家发展改革委会同相关部门共安排中央投资 410 亿元，支持 1800 多个县级以上公立医院改善设施条件。允许试点城市以市为单位，按照有利于破除以药补医机制，降低药品虚高价格，预防和遏制腐败行为，推动药品生产流通企业整合重组的原则，在省级药品集中采购平台上自行采购。

2015 年出台一系列文件，完善了公立医院药品采购机制，取消了绝大部分药品的政府定价。通过取消药品加成，改革药品采购、定价机制，逐步破除“以药补医”，降低药价和高值耗材费用。河北、浙江、山东等地通过实行常用药品和医用耗材集中招标采购、低价药品挂网采购等措施，抑制了虚高价格。调价方式主要有两种：一种是以取消 15% 药品加成政策核定医院减少收入的总量，对部分医疗服务价格进行调整；另一种是取消药品加成后，根据医院总收入及运行情况进行综合调价[12]。

表 3　2014~2015 年我国试点城市公立医院补偿机制改革进展

指　　标	2015 年	2014 年
取消全部药品加成的公立医院占比（%）	84.7	-
院均总收入增长率（%）	13.4	15.8
财政补助收入占总支出比重（%）	9.2	8.1
基本医保收入占总支出比重（%）	25.3	24.2
药品收入占医疗收入比重（%）	42.8	44.3
资产负债率（%）	43.9	43.5

数据来源：国务院医改办. 2015 年度医改工作进展监测结果报告

表 4　2014~2015 年我国试点城市公立医院医疗费用构成

指　　标	2015 年	2014 年
试点城市公立医院的医院患者门诊费用构成（%）	100.0	100.0
其中：药费	52.4	53.6
耗材检查费 b	28.4	27.7
技术劳务性费用 c	14.6	14.1
试点城市公立医院的医院患者住院费用构成（%）	100.0	100.0
其中：药费	36.5	38.2
耗材检查费 b	38.6	36.9
技术劳务性费用 c	22.8	22.7

数据来源：2015 年度医改工作进展监测结果报告

注：b 包括卫生材料费、检查费、化验费；c 包括挂号费、床位费、诊察费、治疗费、手术费、护理费、药事服务费

[12] 国家卫生计生委. 国务院深化医药卫生体制改革领导小组简报（91 期）[EB/OL]. http://www.nhfpc.gov.cn/tigs/ygjb/201507/bd39f973732849dea9e0a1ede3a10577.shtml.

（三）医保支付和监控作用不断强化

医保支付制度改革是城市公立医院改革的重要内容之一。2015 年，在城市公立医院改革试点进一步扩大的基础上，各试点城市积极探索：北京、山西、辽宁、河南、云南、青海、宁夏等地通过实行大病保险、改革支付方式、引入商业保险机构经办等措施，提高医疗保障水平。福建省三明市在市县所有 22 家公立医院同步实施综合改革，整合医保管理体制和改革支付方式，增强医保基金的可持续性，走活腾空间、调价格、重考核三步棋，医疗卫生服务公益性日益显现。国家卫生计生委、国家发展改革委等五部委联合下发了《关于控制公立医院医疗费用不合理增长的若干意见》，要求对统筹区域内所有定点医疗机构及其所有病种全面实行支付方式改革。鼓励推行按疾病诊断相关组付费方式。试点城市三级公立医院医药费用增长得到初步控制，次均诊疗费用和人均住院费用分别从改革前的 9.14% 和 12.71% 下降到 5.34% 和 3.95%[13]。

（四）探索建立适应医疗行业特点的人事薪酬制度

在公立医院薪酬制度方面，2015 年，各试点城市对绩效考核办法进行了积极有效的探索。江苏省完善公立医院绩效工资改革政策，细化绩效工资核定办法，充分运用绩效考核评价结果，将其与公立医院绩效工资总量水平、院长绩效工资年薪水平和内部分配相挂钩，充分体现收入分配的激励约束机制；福建省三明市在全市 22 家县级以上医院实行院长年薪制，由财政全额支付院长年薪，让院长代表政府对公立医院进行精细化管理；三

[13] 国务院办公厅. 关于印发深化医药卫生体制改革 2014 年工作总结和 2015 年重点工作任务的通知（国办发〔2015〕34 号）[EB/OL]. http://www.gov.cn/zhengce/content/2015-05/09/content_9716.htm.

明市各医院建立了符合本院特点的医生（技师）考核评价体系并实行医生（技师）年薪制，按照级别和岗位，实行不同等级年薪，提高医生的收入和待遇，让社会认可医生的社会地位和劳动价值，遏制大处方、大检查和医疗费用的不合理增长[14]。

三、全民医保制度更加完善，风险防范作用不断增强

（一）全民医保制度日益稳固，制度整合取得积极进展

2015 年，我国三大基本医保制度覆盖人数已达 13 亿以上，基本医疗保险参保率稳定在 95%以上，世界上最大的医疗保障安全网日益稳固，全民医保制度建设处于发展中国家前列（表 5）。2015 年城镇职工基本医疗保险（以下简称“职工医保”）基金的征缴比例稳定在 8%以上，部分地区征缴比例达 10%以上；城镇居民基本医疗保险（以下简称“城镇居民医保”）、新型农村合作医疗（以下简称“新农合”）筹资水平逐年提高（图 1、图 2），人均筹资标准较 2011 年（分别为 268. 66 元和 246. 21 元）增长一倍左右，筹资水平达人均 500 元左右，其中政府人均补助标准达 380 元，城镇居民个人缴费达到人均不低于 120 元，新农合个人缴费达到人均 120 元左右。

城乡居民基本医保整合取得积极进展。为促进城乡经济社会协调发展、促进社会公平正义、实现城乡居民公平享有基本医疗保险权益，2015 年国务院对整合城乡居民医保做出重要部署，成立跨部门的联合工作组，工作组在总结城镇居民医保和新农合运行情况以及地方整合实践的基础

[14] 国家卫生计生委，财政部. 福建三明城市公立医院综合改革试点座谈会［EB/OL］. http://www.nhfpc.gov.cn/tigs/ygjb/201412/5ff50890fe52460bab7b4e790598dd3f.shtml.

上，对整合城乡居民基本医疗保险的政策进行研究，为整合城乡居民基本医疗保险制度提供政策依据。

表5 2012~2015年我国医保制度整合与筹资机制建设情况

指 标	2015年	2014年	2013年	2012年
三项医保制度整合的地市数（个）	9	9	9	-
城镇居民医保和新农合制度整合的地市数（个）	79	61	46	-
城镇居民医保和新农合管理与经办整合的地市数（个）	11	23	24	-
实现城镇（城乡）居民医保省内异地就医费用直接结算的地市占比（%）	85.2	72.0	65.5	-
实现新农合省内异地就医费用直接结算的县市区占比（%）	90.8	89.0	90.2	89.7
实现跨省异地安置退休人员住院医疗费用直接结算的地市占比（%）	38.6	-	-	-
城镇（城乡）居民门诊统筹补偿比例（%）	41.8	40.7	41.5	-
新农合门诊统筹补偿比例（%）	58.5	55.8	51.9	-
住院费用实际报销比例（%）				
城镇职工	71.0	71.6	73.2	-
城镇（城乡）居民	54.3	52.6	56.7	-
新农合	53.8	54.1	56.6	56.6
政策范围内住院费用报销比例（%）				
城镇职工	81.6	82.0	86.0	73.2
城镇（城乡）居民	65.9	67.6	52.1	-
新农合	67.0	67.9	95.7	-
年末基本医保基金累计结存（亿元）				
城镇职工	9272.7	8109.5	4806.0	-
城镇（城乡）居民	1422.6	1056.1	987.0	-
新农合	920.3	765.4	-	-
流动人口基本医保参保率（%）	91.5	83.4	-	-

数据来源：国务院医改办. 2015年度医改工作进展监测结果报告

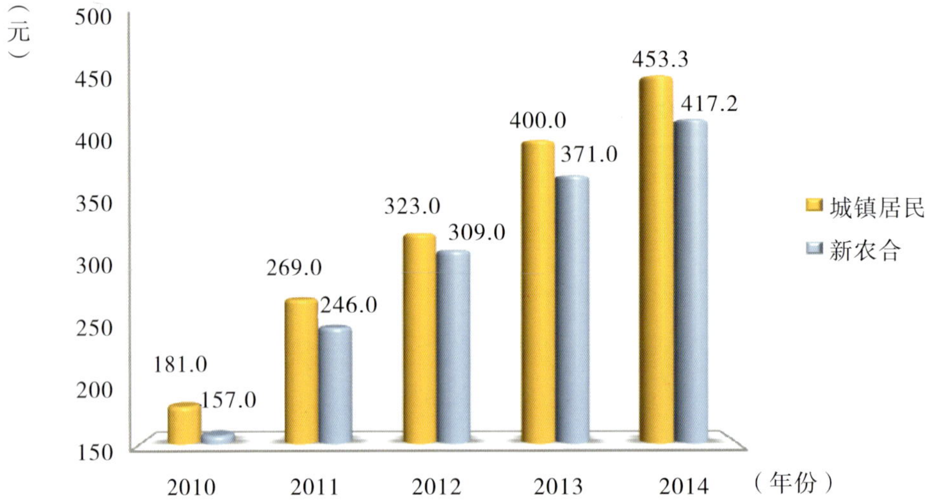

图 1　2010~2014 年我国城镇居民、新农合医疗保险人均筹资额变化情况（单位：元）

数据来源：由 2011 ~ 2012 年《中国卫生统计年鉴》、2013 ~ 2015 年《中国卫生和计划生育统计年鉴》、2011 ~ 2015 年《劳动统计年鉴》和 2014、2015 年度医改工作进展监测结果报告整理得出

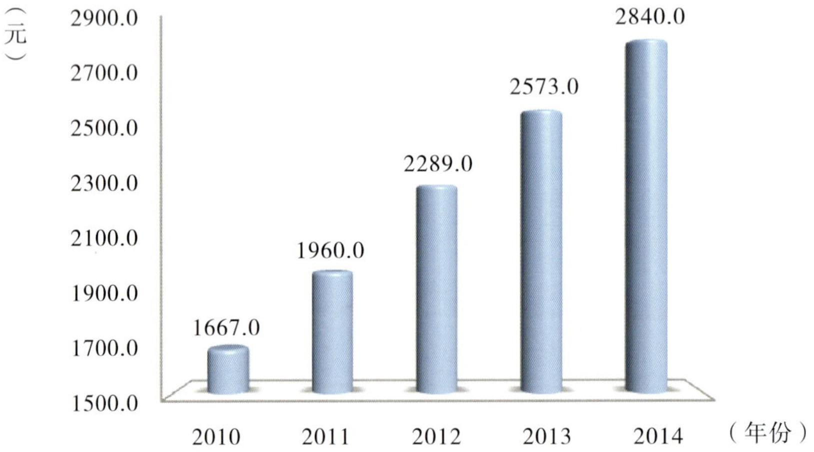

图 2　2010~2014 年我国城镇职工医疗保险人均筹资额变化情况（单位：元）

数据来源：由 2011 ~ 2012 年《中国卫生统计年鉴》、2013 ~ 2015 年《中国卫生和计划生育统计年鉴》和 2011 ~ 2015 年《劳动统计年鉴》整理得出

（二）全面实施大病医疗保险制度，医保制度托底功能更加完善

近年来，随着全民医保体系的初步建立，人民群众看病就医有了基本保障，但由于我国的基本医疗保障制度，特别是城镇居民医保、新农合的保障水平还比较低，人民群众的大病医疗费用负担仍然较重。

为进一步完善城乡居民医疗保障制度，健全多层次医疗保障体系，有效提高重特大疾病保障水平，加快推进城乡居民大病保险制度建设，筑牢全民基本医疗保障网底，缓解因病致贫和因病返贫，让更多的人民群众受益，2015 年 7 月，在 2012 年实施的大病保险试点基础上，国务院办公厅下发了《关于全面实施城乡居民大病保险的意见》，明确提出“2015 年底前，大病保险覆盖所有城镇居民基本医疗保险、新型农村合作医疗（以下统称城乡居民基本医保）参保人群，大病患者看病就医负担有效减轻；到 2017 年，建立起比较完善的大病保险制度，与医疗救助等制度紧密衔接，共同发挥托底保障功能，有效防止发生家庭灾难性医疗支出，城乡居民医疗保障的公平性得到显著提升”的目标。

全面实施大病保险制度，使更多的患者得到实惠。大病保险经过三年时间从试点进入到全覆盖，截至 2015 年底，31 个省（区、市）和新疆生产建设兵团已全面实施大病保险。海南、河南、青海等 11 个省份和新疆生产建设兵团实现省级统筹，263 个市（地）基本上实行了市（地）级统筹。2015 年，已有 400 多万名大病患者受益，赔付大病保险资金约 244 亿元。总体看，全面实施大病保险工作进展顺利，群众受益效果明显（表 6）。

表 6 2013~2015 年我国重特大疾病保障制度进展情况

指 标	2015 年	2014 年	2013 年
已开展城乡居民大病保险的地市数（个）	337	247	170
城乡居民大病保险筹资总额（亿元）	264.9	177.8	85.2
城乡居民大病保险报销比例（%）	57.8	57.0	62.5

续 表

指　　标	2015 年	2014 年	2013 年
城乡居民大病保险补助人次数（人次）	6115841	4571528	-
实施疾病应急救助制度的地市数（个）	328	272	141
疾病应急救助筹资总额（亿元）	15. 6	9. 4	-
疾病应急救助人次数（人）	192172	157906	-
城乡医疗救助支出（亿元）	250. 3	254. 0	257. 6
城乡医疗救助人次数（万人次）	8406	10212	10832

数据来源：国务院医改办. 2015 年度医改工作进展监测结果报告

医疗救助制度不断完善，救助水平稳步提升。2015 年 4 月出台了《关于进一步完善医疗救助制度全面开展重特大疾病医疗救助工作的意见》，统筹城乡发展，整合城乡居民医疗救助制度，全面开展重特大疾病医疗救助，将救助对象从低保对象、特困供养人员拓展至低收入救助对象和因病致贫家庭重病患者；医疗救助水平进一步提高，对重点救助对象政策范围内自负费用的救助比例普遍达到 70%。

疾病应急救助制度稳步推进。疾病应急救助制度在省级层面得到持续推进，经办机构逐步明确，疾病应急救助基金陆续审核、拨付到位，已经救助身份不明或无支付能力的急重症患者 40 多万人。疾病应急救助制度的实施，使多数患者面临突发疾病时不再担心费用，能够安心接受治疗，医疗机构能够专注治疗，制度的“救急”和“兜底”作用日益显现，医患关系更加和谐。

大病保险制度、疾病应急救助制度和医疗救助制度有机衔接，使我国基本医疗保障制度的托底功能日益增强。

（三）支付方式改革快速推进，医保基金运行比较平稳

2015 年，国务院办公厅印发的《关于深化医药卫生体制改革 2014 年工作总结和 2015 年重点工作任务的通知》推行以按病种付费为主，按人头付

费、按服务单元付费等复合型付费方式，多地已开展按病种、按人头支付方式改革（表 7）。建立和完善医保经办机构和定点医疗机构之间的谈判协商机制与风险分担机制。研究完善深化医保支付方式改革的政策措施。研究制订医保药品支付标准制定规则。逐步将医保对医疗机构服务监管延伸到对医务人员服务行为的监管。2015 年国家卫生计生委、财政部联合印发了《关于做好新型农村合作医疗跨省就医费用核查和结报工作的指导意见》，在国家新农合信息平台与省级平台互联互通的基础上，开展跨省就医费用核查、加强新农合基金监管力度。

表 7　2014~2015 年我国医保支付制度改革进展

指　　标	2015 年	2014 年
开展职工医疗保险付费总额控制的统筹地区数（个）	365	-
开展按病种、按人头支付方式改革的地市占比（%）		
城镇职工	95. 3	-
城镇（城乡）居民	94. 1	-
新农合	77. 2	-
开展按病种付费的县级公立医院占比（%）	58. 3	57. 1
开展按病种付费的试点城市公立医院占比（%）	42. 6	40. 2

数据来源：国务院医改办. 2015 年度医改工作进展监测结果报告

随着支付方式改革的不断推进，医药费用较快上涨的势头有所缓解。2014 年，公立医院的次均门诊费用和住院费用的增速均下降至 5%以下（按照可比价格）[15]。

医保基金运行比较平稳。职工医保、居民医保基金的当年使用率逐渐提升至 80%以上；新农合基金的使用率逐渐提升至 95%以上（表 8），“收

[15] 国家卫生计生委卫生发展研究中心. 2014 年卫生计生财务年报分析报告[R]. 2014.

支平衡、略有结余”的原则得到较好体现。随着医保制度的稳步发展，医保基金规模逐渐增加，医保基金对医疗卫生体系的支撑作用逐渐体现，流向医疗机构的医保基金占医疗机构医疗收入的比例逐年上升（表9）。

表8 2011~2014年我国基本医疗保险基金收支及使用情况

年份	职工医保			居民医保			新农合		
	筹资（亿元）	支出（亿元）	当年基金使用率（%）	筹资（亿元）	支出（亿元）	当年基金使用率（%）	筹资（亿元）	支出（亿元）	当年基金使用率（%）
2011	4945.00	4018.27	81.26	594.18	413.10	69.52	2047.56	1710.19	83.52
2012	6061.92	4868.49	80.31	876.76	675.13	77.00	2484.70	2408.00	96.91
2013	7061.63	5829.92	82.56	1186.64	971.11	81.84	2972.48	2909.20	97.87
2014	8037.92	6696.60	83.31	1649.32	1436.99	87.13	3025.28	2890.40	95.54

数据来源：由2012年《中国卫生统计年鉴》、2013~2015年《中国卫生和计划生育统计年鉴》和2012~2015年《中国社会保险年鉴》整理得出

表9 2012~2014年基本医保基金支出占医疗机构收入比例（%）

医保类别	医院			基层医疗卫生机构			医疗机构合计		
	2012	2013	2014	2012	2013	2014	2012	2013	2014
城镇职工基本医保	20.11	21.46	21.77	16.07	16.29	17.75	19.7	20.96	21.4
城镇居民基本医保	3.76	4.1	4.9	4.9	3.78	5.54	3.88	4.07	4.96
新农合	11.88	12.79	13.36	39.34	39.44	38.76	14.64	15.38	15.7
城乡居民基本医保	0.67	1.32	2.09	0.41	2.58	3.31	0.65	1.44	2.2
其他医保	2.5	2.75	3.67	1.16	1.28	1.84	2.37	2.6	3.5
合计	38.92	42.42	45.78	61.88	63.37	67.2	41.23	44.46	47.76

数据来源：由2012~2014年全国卫生计生财务年报资料整理得出。医院包括城市医院、县医院以及中医医院；基层医疗机构包括社区卫生服务中心和乡镇卫生院

（四）积极推进异地就医即时结报，参保人员就医结报更加便利

新农合跨省就医即时结报取得积极进展。2015 年国家卫生计生委全面推进新农合信息化建设，巩固完善省内异地就医即时结报，扩大跨省异地结算试点。国家卫生计生委推动了国家新农合信息平台与省级平台建设和联通，促进参合农民跨省就医即时结报、维护基金安全、提高了对新农合业务的科学管理，部分地区参保人员就医结报更加便利。

人力资源和社会保障部门建立完善省级异地就医结算平台，开展省内异地就医直接结算工作。开展跨省异地安置退休人员的住院费用即时结报，跨省异地安置退休人员发生的应由统筹基金支付的住院医疗费用，通过各省级异地就医结算平台实行跨省直接结算。

（五）商业健康保险稳步发展，人民群众多样化的健康保障需求逐步得到满足

商业健康保险稳步发展。为进一步促进商业健康保险的发展，财政部、国家税务总局和保监会联合下发了《关于开展商业健康保险个人所得税政策试点工作的通知》，“对试点地区个人购买符合规定的商业健康保险产品的支出，允许在当年（月）计算应纳税所得额时予以税前扣除。”税优政策的出台，为商业健康保险发展提供了新的市场空间，也使我国的健康保险体系得到进一步巩固和加强。商业健康保险产品日益丰富，商业保险公司开发的疾病保险、失能收入损失保险、护理保险以及相关的医疗意外保险、医疗责任保险等险种的覆盖面逐步扩大，人民群众多样化的健康保障需求逐步得到满足。

（六）风险保护作用不断加强，群众就医负担有所缓解

随着筹资水平的不断提升，住院医疗费用补偿比例也在逐年上升，2014

年职工医保、城镇居民医保和新农合政策范围内住院费用支付比例分别达到 80%、70%和 75%，实际补偿比均达 50%以上。门诊统筹范围进一步扩大，门诊补偿水平明显提高。2014 年在新农合门诊统筹地区，参合农民次均门诊费用为 45.51 元，实际补偿比为 54.69%，比上年提高了 2.78 个百分点。

四、药品集中采购机制逐步完善，群众用药保障不断加强

（一）公立医院药品集中采购机制不断完善，推动药品流通领域改革

完善药品集中采购对规范药品流通秩序，建立健全药品供应保障体系具有重要意义。2015 年出台的《关于完善公立医院药品集中采购工作的指导意见》[16]要求在基本药物集中招标采购的基础上，将集中采购扩展至所有的公立医疗卫生机构，全面实施新一轮药品集中采购。为贯彻落实该意见，国家卫生计生委发布《关于落实完善公立医院药品集中采购工作指导意见的通知》[17]，提出了合理确定药品采购范围、细化药品分类采购，加强综合监管等一系列具体措施。2015 年，83.4%的公立医院在省级药品集中采购平台采购药品，44.3%的公立医院在省级集中采购高值医用耗材，百元收入药品及卫生材料消耗 49.1 元，与 2014 年基本持平。同时，积极推动药品流通领域改革，降低药品流通费用，商务部等部门着力推动形成全国统一市场，提升服务水平和流通效率。福建、四川、宁夏、海

---

[16] 国务院办公厅. 关于完善公立医院药品集中采购工作的指导意见（国办发〔2015〕7 号）[EB/OL]. http://www.nhfpc.gov.cn/yaozs/s3578/201502/236d315cd0c744a09833f3c6d43ff871.shtml.

[17] 国家卫生计生委. 关于落实完善公立医院药品集中采购工作指导意见的通知（国卫药政发〔2015〕70 号）[EB/OL]. http://www.nhfpc.gov.cn/yaozs/s3573/201506/36a74780403d4eed96ca93b665620941.shtml.

南、广西5个省（区）已完成商务标开标；河北、浙江、山东等地实行常用药品和医用耗材集中招标采购、低价药品挂网采购等措施；福建省三明市在市县所有22家公立医院以药品集中采购和重点药品监控为抓手，规范药品流通和使用环节；安徽省进一步推进下辖所有城市二级以上公立医院（省属17家，市、区属83家）在药品采购方面推进改革，取消药品加成，转换医院运行补偿机制。

（二）药品供应保障体系逐步健全，切实保障群众用药需求

加强短缺药品、低价药品和儿童用药的供应保障。保障群众基本用药、安全用药，维护人民健康权益是深化医改的重要目标和任务，加强药品供应保障体系建设是推动“医疗、医保、医药”三医联动改革的关键一环。在2014年发布一系列政策文件确保常用低价药品和儿童用药供应基础上，2015年，进一步完善了短缺药品储备，中央医药储备已建立了地高辛片、二巯丙磺钠、碘解磷定、亚甲蓝等短缺品种的常态储备，地方也建立了短缺药品储备，如浙江建立了抗蛇毒血清等品种、北京建立了鱼精蛋白等品种的常态储备；推动了小品种药集中生产基地建设；加快了临床急需药品的审评审批，对临床急需的药品实行优先审评。将临床短缺药品、儿童用药、罕见病用药、临床急需的仿制药等列入优先审评范围，加快审批。

稳步开展基本药物定点生产试点。2014年我国已完成第一批4个用量小、临床必需的基本药物品种的定点生产招标工作。2015年进一步明确了基层医疗卫生机构按照统一价格；从划分区域的中标企业集中采购药品。从各地调研情况来看，自实施定点生产工作以来，甲巯咪唑等四个定点生产品种市场供应充足，各地医疗机构、药品采购部门以及生产企业均对现状表示满意。

（三）大力推进药品价格改革，降低群众用药费用负担

药品价格改革持续推进，国家药品价格谈判试点取得重要进展。2015年，为进一步降低部分专利药品、独家生产药品的价格，按照国务院办公厅批准的《建立药品价格谈判机制试点工作方案》，国务院部际联席会议审议通过了《国家药品价格谈判机制试点工作实施方案》，确定治疗乙肝、肺癌、骨髓瘤的5个专利药品试点谈判，取得重要成果。

2015年，国家发展和改革委员会印发实施《推进药品价格改革的意见》[18]，自2015年6月1日起，除麻醉品和第一类精神药品外，取消原来政府制定的药品价格，药品实际交易价格主要由市场竞争形成。国家发展改革委印发实施《关于加强药品市场价格行为监管的通知》，指导药品经营者合理制定价格，自觉维护市场价格秩序。

五、积极推进分级诊疗，试点地区成效初显

分级诊疗制度是立足我国经济社会和医疗卫生事业发展实际，对现阶段深化医改提出的战略性要求。为引导优质医疗资源向基层延伸，形成科学合理就医秩序，逐步建立符合国情的分级诊疗制度，2015年国务院办公厅下发了《关于推进分级诊疗制度建设的指导意见》，指导意见的出台是新时期深化医改迈出的关键一步，为建立中国特色基本医疗卫生制度提供了一套细致的行动方案。

分级诊疗制度由过去几年重点建立和完善医疗保障制度，强化患者费用保障机制，到同步重视精细化管理服务；从强调包括公立医院改革在内

[18]国家发展改革委. 关于印发推进药品价格改革意见的通知（发改价格〔2015〕904号）[EB/OL]. http://www.sdpc.gov.cn/zcfb/zcfbtz/201505/t20150505_690664.html.

的体制改革，到同步重视医疗资源配置和使用[19]。通过分级诊疗制度建设，将供方和需方更加有机连接，将改革和发展更加统一，将管理和服务结合更加紧密。

（一）持续支持基层医疗卫生服务体系建设，促进基层服务能力提升

2015 年，中央财政持续加强对基层医疗卫生服务体系的投入力度，不断完善补偿机制，安排中央专项投资 228 亿，支持包括县医院、乡镇卫生院、社区卫生服务中心等在内的 3.5 万个卫生计生项目建设。安排中央专项投资 54 亿元，支持基层医疗卫生机构建设和乡镇卫生院周转宿舍建设。分级诊疗制度为基层医疗卫生服务体系带来了发展机遇，以合理的卫生投入有效满足人民群众基本看病就医需求，为全面建设小康社会健康目标的实现提供体系保障。通过医疗卫生服务体系布局调整和各级各类医疗机构的功能完善，进一步提高了基层医疗机构服务能力（表 10、表 11），推进分级诊疗制度形成。

表 10　2009~2014 年我国基层医疗卫生机构诊疗人次数（亿人次）

指　标	2009 年	2010 年	2011 年	2012 年	2013 年	2014 年
基层医疗卫生机构	33.9	36.1	38.1	41.1	43.2	43.6
社区卫生服务中心（站）	3.80	4.80	5.50	6.00	6.60	6.90
卫生院	9.20	9.00	8.80	9.80	10.2	10.4

数据来源：由 2009~2012 年《中国卫生统计年鉴》，2013~2015 年《中国卫生和计划生育统计年鉴》整理得出

[19] 专家解读：分级诊疗是医疗服务精细化的必由之路 [EB/OL].（2015-09-14）http://www.nhfpc.gov.cn/yzygj/s3594r/201509/4a8c175a3d174b2c956b1163d33b8304.shtml.

表 11　2012~2015 年我国基层服务能力建设进展

指　标	2015 年	2014 年	2013 年	2012 年
开展分级诊疗试点的县区市占比（%）	54.0	46.5	58.4	59.7
中医类医疗机构门诊量占门诊总量的比重（%）	15.6	15.5	-	-
提供中医药服务的基层医疗卫生机构占比（%）				
其中：社区卫生服务中心	96.9	95.3	82.5	82.1
社区卫生服务站	80.9	76.4	51.3	48.0
乡镇卫生院	93.0	89.3	63.6	62.7
村卫生室	60.1	51.1	33.6	31.6

数据来源：国务院医改办. 2015 年度医改工作进展监测结果报告

（二）稳步开展医师多点执业与双向转诊制度，促进医疗资源平稳流动

到 2015 年 10 月底，全国共有 4.4 万名医师注册了多点执业，其中 36.85%来自于三级医疗机构，28.35%来自二级医疗机构，执业去向按机构级别分，三级医疗机构占 7%，二级及以下占 76.1% 。医师多点执业促进了医疗资源更合理、更规范的流动，通过优质医疗资源下沉，带动患者和医保资金下沉，逐步形成服务到位、保障有力、分级诊疗的就医新局面。

全国共有 27 个省（区、市）出台了实施方案。北京市着眼于对医师执业资质的审核，不再将用人方式和劳动报酬等医院内部管理工作作为行政部门的许可审核要素；浙江省放宽医师多点执业基本条件，在基层医疗机构多点执业的医师只需具有执业医师资格即可；深圳市推行医师执业区域注册，实行“统一注册、全市通用”，完善医师与医疗机构之间契约管理制度，同时将多点执业的医师类别放宽到包括助理医师在内的所有医师；甘肃省规定省、市（州）级医疗机构副高级以上职称医师必须至少在一个县

级医疗机构进行多点执业，县级医疗机构中级以上职称医师或五年以上住院医师必须在至少一个乡镇、社区级医疗机构进行多点执业，并纳入医师年终考核成绩。

2015 年，三级公立医院 7. 6%的住院患者和二级公立医院 6. 1%的住院患者转往基层医疗卫生机构，基层医疗卫生机构向医院转诊的患者占 1. 1%。二级及以上公立医院中，2111 家与老年病医院等机构建立转诊合作（占 27. 1%）。2015 年，13. 2%的三级医院和 10. 9%的二级医院住院患者实行了临床路径管理；93. 8%的三级医院和 83. 6%的二级医院参与同级检查结果互认；71. 8 %的三级医院和 27. 8%的二级医院开展了预约诊疗；84. 7%的三级医院全部病房开展了优质护理服务，二级公立医院中 60%病房开展优质护理服务的地市医院占 67. 3%，县级医院占 64. 5%。

（三）以常见病、多发病、慢性病为切入点，以点带面推进分级诊疗

2015 年国家卫生计生委、国家中医药局联合印发了《关于做好高血压、糖尿病分级诊疗试点工作的通知》，明确了高血压、糖尿病分级诊疗试点工作具体的操作步骤、流程、各级医疗机构功能任务和医疗卫生服务技术要点，指导各地实践。

1891 个县市区建立了高血压、糖尿病分级诊疗和结核病综合防治管理服务模式（占 66. 3%）。对诊断明确的患者提供社区为主的健康管理和诊疗咨询服务，取得了初步效果。福建省厦门市从糖尿病与高血压入手，通过组建专科医师、全科医师、健康管理师“三师”，强化了慢病患者的全程规范管理。吉林省乾安县对县域内的慢性病患者由卫生院或村卫生室建立慢性病管理档案，由乡、村两级医生对慢性病患者进行随访、监测、管理，指导患者进行后续治疗和康复保健。当前试点地区分级诊疗的重大慢病防治与管理体系，为分级诊疗制度建设探索了经验。

（四）稳妥推进试点工作，形成分级诊疗服务新模式

试点地区不断完善分级诊疗的配套政策，积极有序地推进分级诊疗制度建设，目前全国已有 24 个省份出台分级诊疗文件，公立医院改革试点城市全部启动分级诊疗工作，开展基层首诊责任制的试点县（市、区）超过 50%[20]，部分省市形成了一些初步的发展经验和服务模式。

上海、江苏等地以完善区域卫生规划和医疗机构设置规划为抓手，加强医疗资源宏观调控。黑龙江、广东等地加强基层医疗卫生机构标准化建设，推进全科医生等人才培养、引进和使用，提高基层服务水平。浙江、北京等地采取经济激励或行政推动方式，深化城乡对口支援，建立医疗联合体或医疗集团，推行县乡村一体化，促进优质资源下沉。安徽、深圳等地拉开不同级别医疗机构的医保报销比例、住院起付线标准，引导患者有序就医，甘肃等地以病种为基础，以新农合支付方式改革为杠杆，撬动实施分级诊疗新模式。江苏镇江、浙江温州等地鼓励基层医疗卫生机构与区域医疗中心建立远程会诊系统，为基层首诊提供技术支持。

第三节　统筹推进其他改革，各项任务取得阶段性进展

一、基层卫生综合改革深入推进，为建立分级诊疗制度奠定重要基础

基层卫生体系建设是深化医疗卫生体制改革的基础，是实现人人享有基本医疗卫生服务的重要途径。2015 年，基层卫生综合改革继续围绕“保

[20]国家卫生计生委. 2015 年工作进展和 2016 年工作要点（新闻发布会）[EB/OL]. http://www.cn-healthcare.com/article/20160115/content-480996.html.

基本、强基层、建机制”的要求，在基层医疗卫生机构财政补偿制度、人事制度、收入分配制度、基本药物制度等运行框架基本形成的基础上，进一步将提升基层卫生服务能力、转变基层卫生服务模式、改善基层卫生服务质量和运行效率列为改革核心目标，推进基层卫生综合改革的“提质增速”，为实现2020年基本建立覆盖城乡居民的基本医疗卫生制度奠定坚实基础。全国17个省34个基层卫生综合改革重点联系点改革措施有所突破，创新成果逐步成为基层卫生服务体系运行的常态机制。

（一）落实政府责任，健全补偿机制

坚持基本医疗卫生制度的公共产品属性，落实财政对基层医疗卫生机构的专项补助经费。其中，人员经费补助由2011年的439亿元增长至2014年的569.95亿元，年均增长率近9.1%；基建项目和设备购置项目补助资金也由2011年的43亿元增至2014年的64.31亿元，基本保障了基层卫生机构正常运转的需要（表12）[21]。2015年，国家继续大力支持基层医疗卫生服务体系建设，安排中央专项投资54亿元，支持全国3476所乡镇卫生院、110所社区卫生服务中心，3万所村卫生室、6000套乡镇卫生院周转宿舍建设。同时，继续安排约10亿元支持实施“农村订单定向免费医学生”“乡镇卫生院招聘执业医师”“万名医师支援农村”等各类基层医疗卫生人员培训等项目。截至2015年底，全年共计培养农村订单定向免费医学生5580人、全科医生转岗培训5000人、全科医学师资培训1万人，基层卫生机构人才队伍建设得到进一步强化。

进一步推进多渠道补偿机制建设，基层卫生机构收入结构逐步优化。财政补助收入和上级补助收入在基层卫生机构总收入的占比由2011年的

[21] 卫生部．2011全国卫生财务年报资料［Z］．2011．国家卫生计生委．2014年全国卫生计生财务年报资料［Z］．2014．

35.91%提高至2014年的41.30%；医保（含新农合）基金对基层医疗卫生机构的支撑作用日益显现，医保结算资金占基层医疗卫生机构的收入比例达67.20%，较2012年提高近5个百分点；药品收入占医疗收入比重止升回落，社区卫生服务中心由2011年64.19%增至2013年的65.96%，2014年下降至65.74%，乡镇卫生院由2011年的50.21%增至2013的50.63%，2014年降至50.29%[22]。

表12 基层医疗卫生机构的专项补助经费变化情况（单位：亿元）

年份	人员经费补助资金	基建和设备购置项目补助资金
2011	439	43
2014	569.95	64.31

数据来源：2011全国卫生财务年报资料、2014年全国卫生计生财务年报资料

（二）推进基层首诊和签约服务，促进基层卫生服务模式转变

基层首诊是建立分级诊疗制度的重要基础。各地进一步加强全科医生签约服务和乡村医生签约服务工作，稳步推进分级诊疗制度建设，基层首诊格局正在形成，基层医疗卫生机构的基础性作用日益彰显。一是探索实施基于医保支付方式调节的基层首诊、双向转诊路径。将报销比例向基层医疗机构倾斜，发挥医保支付的杠杆作用。青海省制定城镇职工和城乡居民基本医疗保险分级诊疗制度，要求医保患者在统筹地区内住院必须遵循“乡镇中心卫生院和社区卫生服务中心或首诊医疗卫生机构——二级定点医疗机构——三级定点医疗机构”的转诊顺序。二是落实全科医生签约服务。在服务提供主体上，逐步建立以全科医生为核心，上级医疗机构指派专家

[22]卫生部．2011全国卫生财务年报资料［Z］．2011．国家卫生计生委．2014年全国卫生计生财务年报资料［Z］．2014．

指导，基层医疗卫生机构其他人员如护士、公卫人员、药师重点参与，社区卫生服务站或村卫生室的乡村医生、助理员、健康志愿者等共同参与的服务提供团队。江苏省淮安市淮阴区全面推行城市社区家庭医生团队服务制度，成立由全科医生、社区护士、公卫医师等联合组成的家庭医生服务团队，与居民建立“一对一”服务契约关系。在签约服务内容上，逐渐从提供基本公共卫生服务为主扩展到面向辖区内的慢性病患者、0~6 岁儿童、孕产妇等重点人群，提供个性化的预防、保健、治疗、康复、健康教育和指导等服务，进一步发挥全科医师团队的健康管理职能。为更好地满足居民的医疗需求，在开展签约服务的过程中，注重与二、三级医院建立上下联动的协作机制，上海市实施“1+1+1”签约服务模式，即居民与 1 家社区卫生服务中心、1 家区级医院和 1 家市级医院组合签约，签约患者可在区级和市级医院优先享受挂号、就诊、检查、住院等优惠服务，家庭医生可通过信息平台为居民提供预约转诊、处方延伸等惠民服务。三是强化区域协同服务体系建设，共享优质资源。通过对口支援、建立医疗联合体、推进远程医疗、乡村一体化管理等形式，促进优质医疗资源的下移，加强基层医疗卫生服务能力建设。北京、郑州、青岛等地通过医联体、对口帮扶等方式强化基层人才培养，提升居民“家门口”的医疗服务水平；上海、江苏、重庆等地根据不同人群需求，实施分类管理，并同上级医疗机构建立起“双向转诊绿色通道”；厦门、海南等地预留城市三级医院充足号源给基层转诊患者，实施基层医疗卫生机构预约优先。

在基层卫生服务模式转变的同时，为进一步应对人口老龄化背景下居民养老有养无医的现实问题，2015 年国务院办公厅转发卫生计生委、民政部、国家发改委、财政部、人力资源和社会保障部、国土资源部、住房城乡建设部、全国老龄办、中医药局《关于推进医疗卫生与养老服务相结合指导意见的通知》，进一步明确了“医养结合”的重点目标和重点任务，强调提升基层医疗卫生机构为居家老年人提供上门服务的能力。基层卫生服务机构具有服务可及性和专业性的优势，各地开展“医养结合”模式探索，将社区卫生服务延伸至家庭、社区，依托家庭医生和全科团队服务，开展社区医养结合服务，满足居民特别是老人的健康需求。如青岛市鼓励和引导基层医疗机构转变服务模式，开设家庭病床，鼓励和引导基层医疗机构向老年护理院、老年养护院、老年康复医院转型。上海市社区卫生服务中心通过为居家养老的老人提供服务实现“医养结合”。同时，通过发展康复、护理、舒缓疗护（临终关怀）等延续性基层医疗服务，拓展基层卫生机构服务范围，以适应老龄化形势和康复护理服务需求。

（三）进一步加强服务能力建设，提升卫生服务质量

2015 年，国家卫生计生委在基本实现基层卫生机构标准化建设全覆盖的基础上，进一步推进基层医疗卫生机构的内涵建设。

首先，继续强化基层医疗卫生人才队伍建设，基层卫生计生人员数量逐年增加（图 3）。一是加强了乡村医生队伍建设（表 13）。2015 年国务院办公厅下发《关于进一步加强乡村医生队伍建设的实施意见》，强调要随着

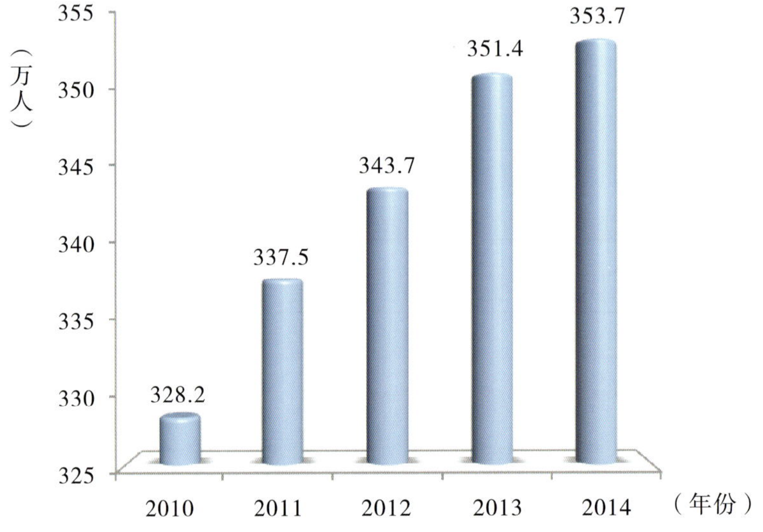

图 3　2010~2014 年基层卫生机构人员增长情况（万人）

数据来源：2015 年《中国卫生和计划生育统计年鉴》

基本公共卫生服务的深入开展和基层首诊、分级诊疗制度的逐步建立，合理配置乡村医生，力争在 10 年内使乡村医生总体具备中专及以上学历，逐步具备执业助理医师及以上资格。在现行的执业助理医师资格考试中增设乡村全科执业助理医师资格考试，促进乡村医生队伍建设和全科医生队伍建设的衔接。进一步明确了乡村医生的服务模式和补偿渠道，建立契约关系，开展签约服务；采取政府购买服务的方式，将 2014 年和 2015 年农村地区新增的人均 5 元基本公共卫生服务补助资金全部用于乡村医生，根据核定任务量和考核结果，核定乡村医生补助收入。目前，江苏等 22 个省（区、市）进一步明确了乡村医生的收入待遇和养老政策，同时对退出年龄进行了明确，规范乡村医生队伍建设的同时保障了乡村医生的待遇。二是大力推进全科医生培养工作。截至 2015 年底，我国全科医生数量近 18.9 万人，每万人全科医生达到 1.38 人，分别较 2012 年增加了约 7.9 万人和 0.57 人/万人[23]。住院医师规范化培训制度对全科医生培养予以倾斜支持，2014 年，在 5 万名住院医师的招收计划中有 1 万个名额用于招收全科专业学员。继续开展全科医生转岗培训和特设岗位计划，截至 2015 年，基本实现每个乡镇卫生院有 1 名全科医生。

表 13　2012~2015 年我国村卫生室建设情况

指　　标	2015 年	2014 年	2013 年	2012 年
开展签约服务的乡村医生数（个）	88193	-	-	-
参加养老保险的乡村医生占比（%）	14.8	17.1	15.5	-
村卫生室执业（助理）医师数（人）	146000	140000	-	-
纳入新农合定点范围的村卫生室占比（%）	63.1	56.3	35.8	-
乡镇卫生院乡村一体化管理覆盖率（%）	69.4	59.2	92.9	93.0
村卫生室乡村一体化管理覆盖率（%）	75.9	74.9	85.0	82.0

[23] 国家卫生计生委. 2015 年中国卫生和计划生育统计年鉴 [M]. 2015.

续 表

指　　标	2015 年	2014 年	2013 年	2012 年
建立乡村医生退出机制的县（市、区）数（个）	1593	–	–	–
乡村医生学历构成（%）				
大专及以上	5.1	4.9	–	–
中专	52.9	52.1	–	–

数据来源：国务院医改办. 2015 年度医改工作进展监测结果报告
2014 年度医改工作进展监测结果报告
2013 年度医改工作进展监测结果报告
2012 年度医改工作进展监测结果报告

其次，以服务质量为重点，规范社区卫生服务管理。2015 年国家卫生计生委、国家中医药局联合发布了《关于进一步规范社区卫生服务管理和提升服务质量的指导意见》，明确提出要综合考虑区域内卫生计生资源、服务半径、服务人口以及城镇化、老龄化、人口流动迁移等因素，健全社区卫生服务机构网络。以服务质量为重点，制定质量动态监管机制及包括提升服务质量内容的绩效考核制度。并进一步提升中医药服务能力。

第三，推动乡镇卫生院的改革和发展。乡镇卫生院是承接县级和乡村之间卫生服务的重要纽带，2015 年，国家卫生计生委以“建设群众满意的乡镇卫生院”活动为抓手，促进乡镇卫生院积极改善服务环境和条件，提高服务质量。2015 年 12 月，经过逐级审核、现场抽查、公示等程序，国家卫生计生委共遴选出 1300 所乡镇卫生院为“2014～2015 年度群众满意的乡镇卫生院”，在强化乡镇卫生院建设的同时，为全国乡镇卫生院建设发挥了典型示范作用[24]。

[24] 国家卫生计生委. 国家卫生计生委办公厅关于公布“2014～2015 年度群众满意的乡镇卫生院”名单的通报. http://www.nhfpc.gov.cn/jws/s7882/201512/be591afaf9e54d02b5074272e26c757d.shtml.

（四）创新人事编制管理方式，构建基层竞争性用人机制和落实用人自主权

2015 年，基层医疗卫生机构全面建立起人员聘用制度、岗位管理制度，普遍推行公开招聘制度和竞聘上岗制度，乡镇卫生院院长和社区卫生服务中心主任实行聘用制。多地根据基层卫生事业发展需要对基层医疗卫生机构编制总量进行重新核对，基层医疗卫生机构人员编制不足问题逐步缓解。建立“能进能出、能上能下”“定编、定岗、不定人”的竞争性用人机制来改善基层卫生人员结构。2015 年，部分地区继续探索实施创新人事管理方式，突破了基层医疗机构人员编制管理限制。四川省成都市武侯区淡化编制概念，根据服务人口和工作量核定基层医疗卫生机构人员配置和相应的财政保障，实行同工同酬；广东省增城区根据基层卫生改革需要，扩增基层医疗卫生机构编制数，淡化基层医疗卫生机构编制管理，推行院长聘任制和院长负责制，变岗位管理为身份管理，院长具有副职提名权和临聘人员招聘权，临聘人员的待遇由财政保障；内蒙古自治区赤峰市红山区在新建的 2 个社区卫生服务中心中实行岗位创新管理，实施“定岗、定员、不定人”的用人机制，根据服务需要核定岗位数量，财政部门依据岗位数量拨付相应的人员补助经费，由中心主任公开招聘所需人员，竞争性用人机制开始建立。这些试点探索为推进基层卫生人事制度改革积累了有益经验。

（五）完善收入分配机制，提高基层医务人员待遇

自 2009 年开始，基层卫生综合改革推行财政保障政策和“收支两条线”管理，强化了基层医疗卫生机构政府主导和公益性，但医务人员的积极性未能得到很好调动。面对改革中出现的新问题，2015 年，安徽、青海等地取消了“收支两条线”管理制度，鼓励基层医疗机构通过服务增加业务收入，合理分配收入，适度拉开收入差距。部分地区突破绩效工资总额

限制，完善收入分配机制，进一步调动了基层医务人员的积极性。如浙江省人力社保厅、省财政厅、省卫生计生委联合制定《进一步完善基层医疗卫生事业单位绩效工资的指导意见》，实施“增加绩效工资总量、增设绩效考核奖、收支结余分配、提高奖励性绩效工资比例”等绩效工资改革政策，明确绩效考核奖不纳入绩效工资总量以及资金来源和额度比例，明确绩效工资结构比例由基层卫生单位自主决定，明确绩效考核结果与单位绩效工资总量、绩效考核奖的核定与拨付相挂钩；广西壮族自治区实施托底不限高的基层绩效工资制度，按乡镇卫生院编内人数每人每年补助 6000 元基本工资，奖励性绩效工资由托低线部分 30%~40%，上年度合理收入部分和当年收入结余部分的 30%三块组成，优绩优酬，对业绩突出者收入不设高限。此外，部分地区也探索建立起绩效工资总额动态调整机制。根据经济发展水平和医务人员劳务价值进行动态调整，如江苏省人力社保厅制定《机关事业单位工资调整方案》，明确事业单位绩效工资实施动态调整机制；深圳市根据基层医疗机构收支情况和社会经济发展情况核定工资总额。整体上，我国基层医务人员工资水平呈现逐年增长趋势，社区卫生服务中心在职人员平均工资由 2011 年的 4.4 万元增至 2014 年的 5.9 万元；乡镇卫生院在职人员平均工资也由 2011 年的 3.2 万元增至 2014 年的 4.38 万元。

二、公共卫生服务均等化水平逐步提高，“防治结合”服务模式初步建立

公共卫生服务是维护公众能够公平获得健康保障的最基本条件，应覆盖全体居民。公共卫生服务均等化是我国新医改的重要工作之一，是坚持和落实“预防为主”的卫生工作方针的重要体现，也是“十三五”规划提出的实现“健康中国”的重要路径。

2015 年，在继续推进公共卫生服务均等化项目工作同时，针对近年来出现的基层医疗机构公共卫生服务提供效率和质量不高等问题，公共卫生

服务将重点集中于在广覆盖的基础上强化提高质量，将基本公共卫生服务提供同基本医疗服务相衔接，推进实现提供以全生命周期为核心的连续服务。

2015 年国家卫生计生委、财政部、国家中医药局联合发布《关于做好2015 年国家基本公共卫生服务项目工作的通知》，强调要巩固现有项目，扩大服务覆盖面，扩展服务内容，提高服务水平。2015 年，公共卫生服务项目基本实现了公共卫生服务的扩容提质、防治结合，促进公共卫生服务均等化程度进一步提高。

（一）持续加大财政投入力度，公共卫生服务项目经费稳定增长

基于公共卫生服务的公共产品属性，政府承担着基本公共卫生领域的筹资责任，基本公共卫生服务项目经费补助的资金来源主要是由政府预算安排，中央按照“先预拨、后结算”的经费拨付机制下达经费，并统筹考虑区域财力状况，对西部地区补助 80%，对中部地区补助 60%，对东部地区补助 10%～50%不等，加大对困难地区的支持力度。

2015 年，政府财政继续加大对国家基本公共卫生服务项目的支持力度，人均基本公共卫生服务经费补助标准由 2011 年的每年 25 元提高至 40 元。自 2009 年起中央财政累计投入基本公共卫生服务补助资金 1362 亿元，重大公共卫生服务补助资金 1255 亿元，2015 年中央财政安排专项补助资金 499 亿元。同时，将 2014 年农村地区新增的 5 元基本公共卫生服务经费全部用于村卫生室，城市地区统筹用于社区卫生服务中心和服务站后，2015 年继续将新增 5 元经费用于乡村医生和全科医生开展基本公共卫生服务及签约服务。

（二）强化政府购买服务，完善经费管理与使用

财政部、国家卫生计生委、国家食品药品监管总局、中医药局印发《公共卫生服务补助资金管理暂行办法》的通知，强化政府购买服务方式，

规范基本公共卫生服务经费使用，扩大公共卫生服务经费使用范围，允许基层医疗卫生机构在考核后获得的基本公共卫生服务补助资金可统筹使用，包括用于经常性支出，如人员经费、绩效发放等。此项规定的出台，一方面体现了政府在基本公共卫生服务项目中的购买主体角色，另一方面解决了基本公共卫生服务项目实施以来，所存在的项目开展的建设资金不足和工作经费缺乏等问题，有助于进一步调动人员积极性，提升基本公共卫生服务质量。

（三）按需扩增服务内容，服务质量管理得到强化

2015 年国家基本公共卫生服务项目由 2009 年的 9 大类 21 项服务逐步增加到 12 大类 45 项，扩大部分项目服务范围，如在老年人体检中增加腹部黑白 B 超检查，提高部分项目补助标准，同时，增加了结核病患者健康管理服务项目，基本公共卫生服务项目基本覆盖了居民生命全过程，包括孕产妇系统管理、儿童系统管理、老年人健康管理、慢性病患者健康管理、中医药健康管理以及重性精神疾病和结核病患者的健康管理。

针对区域之间人员流动的问题，2014 年 11 月国家卫生计生委、中央综治办、国务院农民工办、民政部、财政部联合出台《关于做好流动人口基本公共卫生计生服务的指导意见》，明确提出要将流动人口纳入社区卫生计生服务对象。多地积极探索实施路径，突破了优先向本地户籍人口提供基本公共卫生服务项目的局限，如江苏省、福建省厦门等地区在基本公共卫生服务项目按照常住人口拨付经费的基础上，扩增服务对象至辖区内全体居民，实施无差别服务提供模式，并通过区域卫生服务信息平台统一管理，进一步提升了基本公共服务项目的均等化程度及连续性程度。

在扩面的同时，进一步推进服务质量管理。2015 年，国家卫生计生委进一步完善服务项目规范标准，制定了《结核病患者健康管理服务规范》《儿童健康管理技术规范》《老年人健康管理技术规范》等，在全国

范围内统一了项目服务流程和内容。同时，在各项服务内容的考核指标设置上，也从原来的覆盖面、数量等指标逐渐向质量指标倾斜，如将考核指标中的“健康档案建档率”逐步优化为“健康档案规范建档率”，在数量考核的基础上，强调对健康档案真实性的考核，保障了健康档案的质量；同时，强调重点人群的规范管理率和健康管理率，重视对服务效率的监督促进作用。

（四）以慢性病管理为切入点，探索“防治结合”健康管理新模式

以“防治结合”理念推进公共卫生服务工作的开展，许多地区以全科医生团队服务为依托，以签约服务为抓手，探索建立起以慢性病管理为切入点的健康管理新模式，将慢性病管理所需的公共卫生服务及基本诊疗服务相结合，改善了基本公共卫生服务同医疗服务相脱节的问题，不仅改善了居民的就医体验，也提高了健康管理的效果。这种“防治结合”之所以有效，一是发挥了全科医生团队的“健康管家”作用，以健康管理理念统一基本医疗和基本公共卫生服务的提供，实现了“防治结合”的制度目标。二是加强了个性化和群体化服务，针对重点人群（慢性病患者、老年人、孕产妇、儿童等）的健康维护需求，制定一系列健康服务项目，扩展了基本公共卫生服务内涵。三是充分动员社区居民参与，培养了大批家庭保健员，同全科医生团队一起维护家庭健康，让更多的群众享受到公共卫生服务。

（五）考核方式与方法进一步细化，绩效考核机制逐步完善

按照“属地管理、分级考核”的原则，逐步细化考核方式与方法，完善绩效考核机制。一是通过细化项目内容及完善考核方案，切实加强对基层医疗卫生机构及其工作人员的考核；二是通过政府购买服务路径，采取绩效考核结果同资金支付水平及全科医生团队绩效相挂钩的方式，按照服务数量和服务质量核定绩效补贴，调动公共卫生人员参与团队服务的积极

性，提高了服务的针对性和有效性；三是通过引入第三方考核等方法，逐步形成定期年度考核工作机制，提高考核的公平性和科学性，充分发挥监督考核在推进工作中的作用。

（六）服务项目深入开展，服务效果持续改善

“十二五”期间，基本公共卫生和重大公共卫生服务项目得到有效落实，受益人群覆盖面不断扩大，服务质量进一步提升。截至 2015 年底，全国以乡镇为单位，适龄儿童免疫规划疫苗接种率保持在 90%以上，较 2011 年提高了近 6 个百分点；高血压、糖尿病患者规范化管理人数分别达到 8627 万和 2419 万，分别较 2011 年增加了 2041 万人和 805 万人；在册严重精神障碍患者规范化管理率达到 73%以上[25]。同时，接受过健康教育的流动人口比例从 2014 年的 65. 5%上升到 90. 7%，产后母婴访视率从 2014 年的 60. 6%上升到 64. 7%；计划生育免费服务覆盖率达 89. 2%，实现了“十二五”期末达到 85%的规划需求。7 大类重大公共卫生服务项目对贫困白内障患者、老年人等人群的重大疾病进行免费干预治疗或给予补助，免费提供预防艾滋病、梅毒和乙肝母婴传播综合干预服务，农村孕产妇住院分娩率由 2011 年的 98. 1%上升到 99%以上。2015 年孕产妇死亡率、婴儿死亡率已分别由 2011 年的 26. 1/10 万、12. 1‰降低至 20. 1/10 万、8. 1‰。

三、推进人口健康信息化建设，促进医改措施的有效落实

随着深化医药卫生体制改革的纵深发展，人口健康信息化在优化医疗

[25] 国家卫生计生委. 国务院深化医药卫生体制改革领导小组简报（123 期）[EB/OL]. http://www.nhfpc.gov.cn/tigs/ygjb/201601/d8c3bbcc68c443e6b479f8197a5adb8a.shtml.

流程、改善医疗卫生服务质量、提升医疗服务效率等方面发挥了显著作用，为落实医改政策、变革医疗服务模式提供了基础条件，信息化已经成为推动卫生计生事业管理现代化、增强医疗卫生服务能力的重要技术支撑和技术保障。当前，人口健康信息化建设已经从单纯的信息系统建设逐步向应用层面发展，以业务需求为导向的信息惠民、信息惠医将成为今后一段时间人口健康信息化工作的主要方向。

（一）重点领域信息系统建设促进卫生服务质量和效率提高

以电子病历为核心的医院信息化建设提升了医疗服务质量和效率。2015 年我国医院电子病历系统实施比例上升至 71.05%，部分 HIS 系统已经具备临床决策支持功能，在促进以患者为中心的医疗服务基础上提升了医疗服务质量和患者的安全度。同时门（急）诊划价收费系统、住院护士工作站和住院医生工作站等实施比例也有显著提升，中医电子病历系统、中医院门（急）诊医生工作站的建设比例达到 55% 和 64.4%。医院信息化建设一方面推进了医疗机构精细化管理，为公立医院改革提供了有力的信息支撑；另一方面，为患者就医提供便利，提高了患者满意度。县级医疗机构信息化建设普遍加强，广泛开展了以患者为中心的医院信息化流程再造[26]，县域内电子病历与电子健康档案的共享利用得以推进，实现了医疗服务和公共卫生业务协同，促进了居民常见病、多发病、慢性病县域内诊疗和康复。

国家新农合信息平台在跨省就医中发挥重要作用。2015 年国家先后出台了《关于做好新型农村合作医疗跨省就医费用核查和结报工作的指导意见》《关于全面推进国家新型农村合作医疗信息平台建设工作的通知》等文

[26] 三晋都市报. 我省全面提升县级医院综合能力［EB/OL］. http://news.163.com/15/0210/00/AI26QB A00014Q4P.html.

件，有效推动了国家新农合信息平台与省级平台建设的制度化、同步化和实用化，为充分发挥国家平台在促进跨省就医结报，维护基金安全，提高新农合科学管理水平等方面的重要作用奠定了坚实的工作基础。目前，国家新农合信息平台已联通了 22 个省级平台，实现了具备联通条件的省份的全覆盖，联通了 19 家大型医疗机构；为河北、内蒙古、吉林、福建等 10 余个省（区）提供费用核查服务，近两年各省提交核查申请 8000 余条，涉及住院费用合计 2.9 亿元。依托国家新农合信息平台，内蒙古自治区和北京大学人民医院成功建立了合作关系，启动了跨省就医结报试点[27]，在有效减轻参合农民省外就医资金垫付压力的同时也强化了对医疗服务和基金使用的监管。

药品供应保障信息化建设初见成效。目前全国有 30 个省（区、市）已经建立了基本药物采购管理平台，国家药品供应保障综合管理信息平台实现省级平台全联通。通过建立门户网站实现国家药品价格谈判、药品招标及定点生产等重要信息的在线发布，为药物政策决策支持、省级药品集中采购管理、药品生产与配送管理提供了广泛的支持与服务[28]。

基层卫生信息系统应用推广步伐加快。各地结合实际需求，开发了各具特色的基层卫生信息系统，在优化卫生资源配置、降低医疗费用、提升患者满意度等方面发挥了重要的技术支撑作用。

（二）人口健康信息平台促进信息共享和业务协同

人口健康信息平台建设稳步推进。依托全民健康保障信息化工程，统

---

[27] 健康报. 国家新农合信息平台实现省级联通全覆盖 [EB/OL]. http://www.jkb.com.cn/news/industryNews/2016/0219/384748.html.

[28] 健康报. 国家药管平台网站上线 [EB/OL]. http://szb.jkb.com.cn/jkbpaper/html/2015-11/06/conte-nt_136550.html.

筹推进国家级人口健康信息平台建设，为实现全国人口健康信息互联互通、信息共享、业务协同提供枢纽功能。截至 2015 年底，全国已有 23 个省份、121 个地市和 694 个区县构建了人口健康信息平台，不同程度实现了区域内互联互通[29]；55. 6%的地市以及 64. 2%的区县建立了居民电子健康档案及电子病历数据库。

基于人口健康信息平台的新型应用服务体系取得进展。部分地区对建立连续、动态的一体化慢病管理模式进行了积极探索与实践，推进诊前、诊中、诊后一站式医疗服务的实现；同时，积极探索基于人口健康信息平台的分级诊疗服务模式，为增强基层医疗卫生机构的服务能力，优化区域医疗卫生资源配置及整合推进区域优质医疗资源共享提供信息化支撑。

（三）信息服务惠及更多居民

居民健康卡惠民应用逐步拓展。截至 2015 年我国已有 24 个省份实现正式发卡，为近 1 亿居民发放了全国通用，拥有健康与金融功能的居民健康卡，便民、惠民效果得到初步显现[30]~[31]，很好地实现了“十二五”卫生信息化建设规划的重点任务。在此基础上，部分地区探索基于居民健康卡的个性化功能，拓展了居民健康卡的惠民应用，如辽宁省卫生计生委携手有关部门在全国率先推出具有卫星定位和通话功能的居民健康卡，方便老年人出行和就医。

---

[29]国家卫生计生委. 2015 年工作进展和 2016 年工作要点［EB/OL］. http://www.cn-healthcare.com/article/20160115/content-480996.html.

[30]张峰. 人口健康信息化建设的总体设计、实践探索和主要任务［R］. 厦门：中华医院信息网络大会，2015. 6.

[31]2015 年卫生计生统计信息工作十大事件. 中国卫生信息管理，2016，2（13）：7-8.

远程医疗成为推进医改的有效手段。2015 年国家卫生计生委印发了《远程医疗信息系统建设技术指南（2014 年版）》[32]，指导各地规范化开展远程医疗信息系统建设。在分级诊疗政策推动下，远程医疗已成为解决医疗资源不平衡问题的重要手段之一，为居民享受优质、方便、快捷的医疗服务提供了技术支撑。

（四）“互联网+医疗”为创新服务模式提供新的契机

2015 年 7 月，国务院发布《关于积极推进“互联网+”行动的指导意见》[33]明确提出推广在线医疗卫生新模式。基于互联网的医疗卫生服务快速渗透到预防、诊断、治疗、康复等服务环节，为整合医疗服务，优化就医流程创造了条件。分时段预约挂号服务、检查检验结果自助服务、在线支付、综合查询、就医导航等新型服务模式的实施，进一步优化了患者就医体验，在缓解医患矛盾方面的作用逐步体现。如邵逸夫医院和杭州市构建了基于互联网的分级诊疗应用平台，通过社区全科医师实现患者与三甲医院之间沟通。

（五）医疗大数据应用研究正在积极开展

以医院为代表的大数据应用推动临床决策智能化发展。从建设院长决策支持系统到三甲医院评审数据系统，从阳光用药管理到医保费用控制与管理，大数据应用的范围不断扩大，并呈现从管理向临床管理及临床科研

---

[32] 国家卫生计生委. 国家卫生计生委办公厅关于印发远程医疗信息系统建设技术指南的通知［EB/OL］. http://www.nhfpc.gov.cn/guihuaxxs/s10741/201501/e023e2c4e3254f73932f0b0fca99a866.shtml.

[33] 国务院. 国务院关于积极推进“互联网+”行动的指导意见［EB/OL］. http://www.gov.cn/zhengce/content/2015-07/04/content_10002.htm.

迈进。围绕医疗大数据相关的理论、方法研究及应用，支持临床研究与决策、医疗机构管理、医疗健康政策制定和医疗健康产业的创新研究逐渐开展[34]。

（六）人口健康信息化规划以推进医改配套改革为主要目标

随着信息化服务意识的加强，各地纷纷改变了以信息系统建设为中心的传统理念，而是在充分分析信息技术在医改各重点领域中作用的基础上，结合各地医改实施的实际情况，以医改需求为中心制定区域人口健康信息化体系规划，如北京市编制完成《北京地区卫生计生信息化顶层设计》，江苏省印发《江苏省人口健康信息化三年行动计划（2015～2017 年）》，上海市浦东新区编制了浦东新区卫生信息化“十三五规划纲要”等，均把推进医改配套改革作为主要目标。

四、加快形成多元办医格局，多措并举推动健康服务业发展

随着经济社会的发展，人民群众健康需求日益增加并呈现多元化特点，为回应公众健康需求，国务院及相关部委在社会办医、养老服务、医养结合等健康服务业的重点领域进行战略部署，出台相关文件推动其有序发展。

（一）多举措鼓励社会办医，促进多元办医格局形成

近年来，我国社会办医的机构数、床位数和人才队伍不断增长，服务能力不断提高。

一是出台相关政策积极鼓励和引导社会办医。国家出台相关政策对社

[34]21 世纪经济报道. 万亿市场？清华大学与 AG 成立医疗大数据中心［EB/OL］. http://gupiao.baidu.com/article/462932677516924770 1.

会办医的准入、审批、税收、价格、医保定点、资金人力投入以及用地政策等都做了相应的规定；组织完善现有对非公立医疗机构的相关规定；2015年底，29个省份出台了鼓励社会办医的实施细则。截至2015年底，全国非公立医疗机构数为43.95万所，占到全国卫生医疗机构数（953318所）的46.1%；民营医院数14543所，占全国医院总数（27583所）的52.7%，与2014年底相比（12546所）增加15.9%；非公立医疗机构床位数108万张，占全国床位总数（701万张）的15.4%，与2014年底相比（87.6万张）增加23.3%；非公立医疗卫生机构卫生人员数204万人，占全国医疗卫生机构卫生人员数（1018万人）的20%，与2014年底相比（184.7万人）增加10.4%。2015年社会力量参与改制重组的公立医院有87家，比2014年增加31家，年内完成改制试点的国有企业医院25家，比上年增加9家。

二是为民营医疗机构拓展发展空间。明确了社会办医的发展目标和重点领域，在符合准入标准的条件下，若需要调整和新增医疗卫生资源时，新增医疗机构优先考虑由社会力量举办，为民营医疗机构的发展预留空间。北京市明确允许社会力量在本市举办五类医疗机构。天津市、湖北省均对港澳台社会力量办院实行优先支持政策。上海市、河南省、福建省厦门市等鼓励境外资本举办医疗机构。香港和澳门的投资商可以在大陆的所有直辖市与省会城市设立独资医院，台湾的服务提供者可以在上海市、江苏、福建、广东和海南省设立独资医院。

三是将符合条件的民营医疗机构纳入医保定点范围，鼓励政府购买非公立医疗机构的服务；同时，发挥医保资金的支付和制约作用。甘肃省和重庆市对在突发公共卫生事件中做出突出贡献的非公立医疗机构予以补偿。

四是调整分类管理政策。主要包括：按照经营性质落实非公立医疗机构税收等优惠政策，北京市政府将以给予固定资产投资的方式支持社会办康复、护理、中医等非营利性医疗机构或在医疗资源薄弱地区举办非营利性医疗机构。完善价格政策，鼓励非公立医疗机构医疗服务价格实行市场调节价，广西、广东、云南等省（区）取消了营利性医疗机构价格备案，实施市场调节价。加强非公立医疗机构学术环境建设，温州市规定将民办医疗机构当年业务收入的 1%作为员工的教育培训经费，在职称评定和继续教育方面，民办医疗机构人员的与公立医疗机构工作人员享受同等待遇；广州市鼓励加强公立与非公立医疗机构间的合作，市卫生行政部门每年提供不少于 50 个社会办医疗机构医务人员到市属大型综合医院进修的名额。大力支持非公立医疗机构配置大型设备，北京市精简社会办医申购乙类大型医用设备审批，只审查安全性指标，对非安全性指标不作具体要求；云南省对五类乙类医用设备的审批改为了备案制。着力落实非公立与公立医疗机构在设置审批、运行发展等方面同等对待的政策，天津、吉林、上海、安徽、福建等大部分地区明确了社会办医疗机构设立的审批程序、条件，压缩审批时限，并向社会公示；深圳市将诊所和门诊部的审批权限下放各区，取消了社会办医疗机构数量限制，同时还取消了医疗机构选址的距离限制，让市场调节社会办医疗机构的布局。完善非公立医疗机构土地政策，南宁市非营利性的民办医疗机构享受与公立医疗机构相关的土地供地方式，按照划拨方式取得建设用地，营利性的民办医疗机构主要通过招拍挂方式取得建设用地；温州市规定可采取行政划拨方式向非营利性民办医院供土地，民办医院原则上通过有偿出让方式取得土地使用权。融资投资创新，温州市专门成立了为民办医院提供贷款担保等服务的专业机构，鼓励社会力量参与医疗产业基金等投资引导基金，鼓励金融机构为民办医院提供用于扩大和改善办医条件的信贷支持。

五是鼓励人员流动。健全非公立医疗机构用人环境，鼓励医务人员在公立与非公立医疗机构之间自由流动执业。温州市提出民营医院医生可以按照公立医院标准参加事业单位社会保险，享受同等住房公积金待遇。甘肃省明确规定市级民办医院卫技人员工资指导线不得低于市级公办医院卫技人员岗位绩效工资的 70%。昆明市规定具有副主任医师以上职称的医师可在全市范围内、主治医师可在本县（区）范围内的 3 个医疗机构执业。

六是加大财政支持。通过鼓励对社会力量举办的非营利性医疗机构进行捐赠及拨付专项资金的方式，加大资金支持力度。

（二）积极探索医养结合，增加健康养老服务供给

《关于推进医疗卫生与养老服务相结合的指导意见》[35]中明确指出，建立健全医疗卫生机构与养老机构合作机制，鼓励养老机构与周边的医疗卫生机构开展多种形式的协议合作；支持养老机构开展医疗服务，按相关规定申请开办老年病医院、康复医院、护理院、中医医院、临终关怀机构等，也可内设医务室或护理站；充分依托社区各类服务和信息网络平台，实现基层医疗卫生机构与社区养老服务机构的无缝对接；鼓励社会力量针对老年人健康养老需求，举办医养结合机构以及老年康复、老年护理等专业医疗机构；鼓励地方因地制宜，采取多种形式实现医疗卫生和养老服务融合发展。《全国医疗卫生服务体系规划纲要（2015—2020年）》（国办发〔2015〕14号）提出：一是推进医疗机构与养老机构等加强合作。推动中医药与养老结合，充分发挥中医药“治未病”和养生保健优势。建立健全医疗机构与养老机构之间的业务协作机制，鼓励开通养老机构与医疗机构的预约就诊绿色通道，协同做好老年人慢性病管理和康复护理。二是开展社区健康养老服务。提高社区卫生服务机构为老年人提供日常护理、慢性病管理、康复、健康教育和咨询、中医养生保健等服务的能力，鼓励医疗机构将护理服务延伸至居民家庭。推动开展远程服务和移动医疗，逐步丰富和完善服务内容及方式，做好上门巡诊等健康延伸服务。

医养结合型的养老护理模式是对健康养老具体形式的重要探索，是发

[35] 国务院办公厅转发卫生计生委等部门关于推进医疗卫生与养老服务相结合指导意见的通知［EB/OL］. http://www.nhfpc.gov.cn/jtfzs/s3581c/201511/6cb2dd9263d243fd8a031e635a21bce5.shtml.

展健康服务业的重要任务之一，利于有效解决“老有所养”和“老有所医”的问题。能够满足老年病患需求，同时减轻家庭负担，缓解医疗资源紧张。国内部分地区开展了有益的探索。河北省打造京津冀异地养老首选地，鼓励养老机构内设置医务室等；青岛市促进医疗、养老、社保政策有效衔接，初步建立了医、养、康、护一条龙服务的模式；西宁、宝鸡等城市出台计划生育家庭养老照护国家级试点实施方案；黑龙江省大兴安岭地区启动医养结合型养老护理体系，计划到 2020 年底，全区 90%以上的乡（镇）和 60%以上的农村社区建有包括医疗养老服务在内的社区综合服务设施和站点，为老年人提供及时、便利、精准、持续的医疗服务。

（三）加快发展商业健康保险，促进健康服务业发展

商业健康保险是医疗保障体系的重要组成部分，不仅丰富了全民医保体系的内涵，也为健康服务业发展提供制度保障。2015 年我国商业健康险保费的总额是 2410. 47 亿元，同比增长 51. 87%[36]，商业健康保险基金占国家卫生总费用的比例不足 5%，发达国家该比例为 10%左右[37]，商业健康保险在中国还有着较大的发展空间。

加快发展商业健康保险，有利于与基本医疗保险衔接互补、形成合力，夯实多层次医疗保障体系，满足人民群众多样化的健康保障需求[38]。2015 年 12 月，财政部发布《财政部国家税务总局保监会关于实施商业健

[36]中国保险监督管理委员会. 2015 年保险统计数据报告［EB/OL］.（2016-01-23）. http://www.circ.gov.cn/web/site0/tab5179/info4014824.htm.

[37]中国财经.《国务院关于加快发展商业健康保险的若干意见》点评：共推商业健康保险发展［EB/OL］.（2014-11-17）. http://big5. china. com. cn/gate/big5/app. finance.china.com.cn/report/detail.php?id=2561920.

[38]国务院办公厅关于加快发展商业健康保险的若干意见（国办发〔2014〕50 号）［EB/OL］. http://www.gov.cn/zhengce/content/2014-11/17/content_9210.htm.

康保险个人所得税政策试点的通知》，从 2016 年 1 月 1 日起，对全国 31 个试点城市的购买符合条件健康保险产品的纳税人，可以享受免征个人所得税的政策优惠，免征限额为每年 2400 元[39]。近年来，我国保险业在健康保险领域做了不少尝试，目前，全国有 100 余家保险公司开展商业健康保险业务，产品有 2300 多个。产品涵盖医疗保险、疾病保险、护理保险和失能收入损失保险，2014 年上半年就有 13 家保险公司在 26 个省份开展大病保险，覆盖人口 4.7 亿，保险业参与各类医保项目经办服务人口 2.9 亿[40]。

五、医药监管、医药科技、医学教育多面支撑医改持续深入

（一）完善监管制度，促进我国医药产品应用推广

2015 年，紧扣医改对科技支撑的需要，国家在卫生科技体制改革、监管制度、适宜技术及国产设备推广方面出台了一系列政策，医学科技对医改的支撑作用进一步显现。

一是实行药品优先审评策略，提高审批效率。据统计 2015 年国家食品药品监管总局完成审评任务 9394 件，比上年增加 90%，解决注册积压初见成效[41]。此外，加快了具有临床价值的新药和临床急需仿制药的研发上市，

[39] 国家税务总局. 关于《关于实施商业健康保险个人所得税政策试点有关征管问题的公告》的解读 [EB/OL]. http://www.chinatax.gov.cn/n810341/n810760/c1966136/content.html.

[40] 人民网. 商业健康保险来了 [EB/OL]. http://scitech.people.com.cn/n/2015/0227/c1057-26602601.html.

[41] 国家食品药品监管总局将研究建立以临床疗效为导向的审评制度 [EB/OL]. [20160118]. http://www.ocn.com.cn/chanjing/201601/ljwhn18121419.shtml.

制定了实行优先审评审批的意见，提出了 10 种优先审评的情形、程序和工作要求，包括临床短缺药品、儿童用药、罕见病用药、临床急需仿制药等。按“特别审评程序”批准了我国具有自主知识产权的全球首个 Sabin 株脊髓灰质炎灭活疫苗、全球首个手足口病预防肠道病毒 71 型灭活疫苗生产上市，完成了我国自主研发的重组埃博拉疫苗的临床试验申请审评，醋酸阿比特龙片等肿瘤用药的上市审评。

二是开展仿制药一致性评价工作，提高上市仿制药产品质量。2015 年国家食品药品监管总局起草并发布《关于开展仿制药质量与疗效一致性评价的意见（征求意见稿）》，对已上市的药品分期分批进行与原研药质量和疗效的一致性评价。

三是落实医疗器械管理条例，出台相关配套政策。2015 年国家食品药品监管总局制定出台相关配套规章和规范性文件，修订《医疗器械分类目录》，提出创新产品审评审批特殊程序，建立完善医疗器械标准、检验检测、不良事件监测体系。

四是遴选优秀国产设备目录，引导国产设备推广。为引导公立医疗机构配置国产医疗设备，国家卫生计生委于 2015 年 8 月与工业和信息化部签署了共同推进国产医疗设备发展应用合作协议[42]，并委托相关协会遴选符合临床需要、质量优良、具有市场竞争力和发展潜力的国产医疗设备，形成优秀国产医疗设备目录，为全国卫生计生机构装备国产设备提供参考。除此之外，要求公立医院优先配置使用国产医疗设备和器械等，加快推进医疗器械国产化工作。

---

[42] 工业和信息化部、国家卫生计生委召开推进国产医疗设备发展应用座谈会并签署合作协议 [EB/OL]. [20150906]. http://fzgcx.ctijx.gov.cn/html/2015/gzdt_0906/2950.html.

（二）医药科技投入不断增加，高水平科技成果不断涌现

根据《中国科技统计年鉴 2015》统计数据显示，2014 年，医药领域研究与开发机构科研经费内部支出从 2009 年的 37.7 亿元增加到 2014 年的 77.0 亿元，其中政府资金投入从 27.5 亿元增加到 53.5 亿元。国家科技支撑计划、国家科技攻关计划在人口与健康领域的中央财政拨款从 2009 年的 4.7 亿元增加到 2014 年的 6.6 亿元，而国家重点基础研究发展计划（973 计划）在健康领域的中央财政拨款从 2005 年的 3.2 亿元增加到 2014 年的 4.0 亿元[43]。

通过上述项目实施，完善了转化医学研究、新药、医疗器械、疫苗及临床方案等薄弱环节的科技布局。

一是继续实施新药和重大传染病防治专项支持。2015 年“重大新药创制”科技重大专项将肺结核、重大病毒感染性疾病等 10 类（种）重大疾病的药物研究作为具有重要临床价值的创新药物研究，专项实施成果显著；“艾滋病和病毒性肝炎等重大传染病防治”科技重大专项，针对艾滋病、病毒性肝炎、结核病以及新发突发传染病，着力加强防控技术体系建设，研发一批诊防治产品、治疗方案和预防控制策略，为提升重大和新发突发传染病防控能力提供了有力的科技支撑。

二是设立重点专项，增强对医疗器械自主创新支持。数字化平板 X 线机、64 排 CT、高端彩超、1.5T 磁共振成像系统、PET-CT、骨科机器人、植入式可充电双侧脑起搏器等一批重大产品成功打破国外垄断实现国产化，一批前沿技术取得先导性突破，医学影像等产业领域整体上呈现出加速向价值链高端演进的发展态势，我国医疗器械领域科技和产业竞争力显著提升。

[43] 中国医学科学院. 中国医改发展报告（2009—2014）[M]. 2015.

三是发布中医药健康服务发展规划，布局中医药领域重点任务。国务院办公厅印发《中医药健康服务发展规划（2015—2020 年）》，从大力发展中医养生保健服务、创新中医医疗机构服务模式、拓展中医特色康复服务能力、积极发展中医药健康养老服务、支持相关健康产品研发、制造和应用等方面进行了重点部署。

（三）加强卫生人才队伍建设，卫生系统软实力得到提升

一是医教协同深化医学人才培养改革，进一步规范医学类专业办学和学制；继续支持住院医师规范化培训工作，对招收对象、培训模式、培训招收、培训基地、培训内容和考核认证等作了规范的制度性安排，并开始实施，2015 年中央财政安排专项补助资金 36 亿元，继续支持住院医师规范化培训，超额完成 5 万人的培训招收任务。启动开展专科医师规范化培训制度试点工作；研究建立助理全科医生培训制度；教育部、国家卫生计生委等部门继续推进农村订单定向医学生免费培养项目；做好第一批全科医生特岗计划试点工作的跟踪评估。

二是注重实践的卫生计生人才使用评价机制不断完善。为突出对临床实践能力的评价，高级职称评审中引入病历、疑难症诊治记录等临床资料作为评价临床医护人员专业技术水平的做法得到普遍推行；基于岗位职责和工作实际的基层人才职称评审倾斜政策和评审指标逐步完善，所有省份均制定了向基层倾斜的职称评审办法。2015 年，人力资源和社会保障部、国家卫生计生委联合下发了《关于进一步改革完善基层卫生专业技术人员职称评审工作的指导意见》。

三是适应服务需求的卫生计生人才流动配置出现新特点。除了对口支援等各类援助项目，人才一体化、医联体、柔性引进、县管乡用、特设岗位、多点执业等人才流动配置机制得到不断探索；外籍医护人员来华就业和医护人员出国劳务等国际卫生人力资源流动明显增多，公立医疗机构卫生人员流向私立或外资医疗机构增加，市场机制在卫生计生人力资源配置

中的作用逐步显现。

四是积极探索符合行业特点的卫生计生人才激励保障机制。各地按照医改任务要求积极探索建立与岗位职责、工作业绩、实际贡献紧密联系的分配激励机制，薪酬制度应合理体现医务人员技术劳务价值已达成共识，部分省份已出台了相关改革政策。

第二章　地方改革有突破，为全国医改积累有益经验

第一节　省级综合医改试点取得成效

2015 年 1 月，国务院医改领导小组确定江苏、安徽、福建、青海 4 省作为综合医改试点省。4 省各级党委、政府高位推动落实重大医疗改革政策措施，进一步聚焦重点领域和关键环节，重点举措如下：

一是进一步健全高位推动综合医改的组织领导体系。全面强化组织领导，4 省省委政府主要领导任医改领导小组组长，形成了主要领导亲自抓、分管领导具体抓的工作机制。

二是深化以建立科学补偿机制为核心的公立医院综合改革。4 省紧紧抓住管理体制、运行机制、价格调整、医保支付、人事管理、收入分配等关键环节，推动公立医院运行机制转变。改革公立医院绩效工资制度，提高公立医院绩效工资总量调控水平。加强绩效考核评价，并与公立医院绩效工资总量水平、院长绩效工资年薪水平和内部分配相挂钩，充分体现收入分配的激励约束机制。

三是建立以有序就医格局为目标的分级诊疗制度。4 省进一步完善城乡基层医疗卫生服务体系，明确各级医疗机构功能定位，注重提升基层服务能力。通过医保支付、价格调整、财政投入及城乡卫生资源合作等政策衔接配套，吸引群众主动到基层就医。

四是持续完善以强体系、保基本、兜底线为重点的全民医保制度。在

巩固提高基本医保保障水平的基础上，4 省全面实施城乡居民大病保险，加快推进城乡基本医保制度整合，加强基本医保、大病保险、医疗救助的衔接，合力发挥各项医保制度的叠加效应，不断增强群众的获得感。

五是巩固以坚持公益性、调动积极性、保障可持续为目标的基层综合改革。4 省坚持巩固与完善、改革与发展、硬件与软件并重，着力加强基层体系建设。

试点省医改综合试点工作进展顺利，在落实医改重点举措的同时，**积累了有益经验：一是**医改作为系统性工程，通过强化组织领导等方式，将政府的领导责任、保障责任、管理责任、监督责任落实落细，才能保证医改顺利推进。**二是**要加强部门间的协调配合和地方上下层级的联动，形成统筹推进医改的工作合力。**三是**在一个省的范围内开展医改综合试点，有利于整合各方资源，组织动员各方在改革和创新上下工夫，逐步形成更多可推广可复制的改革经验。

通过定期开展督查和指导，4 省培育出了不同的**医改特色亮点**：如江苏省人事薪酬制度改革和组建医联体推进分级诊疗；安徽省省市县级公立医院改革全覆盖和委托商业保险机构经办基本医保；福建省建立高位推进医改工作机制推进医疗卫生服务公益性回归；青海省多部门合作逐步推进分级诊疗等工作经验。

一、江苏省医改经验

（一）加强公立医院人员编制创新管理，推进薪酬制度改革

江苏省着力推进公立医院人员编制创新管理和薪酬制度改革。2015 年，省编办等 5 部门联合出台了创新公立医院人员编制管理的实施意见，省人力资源社会保障厅等 3 部门联合出台了深化先行先试地区公立医院薪酬制度改革的指导意见。

一是创新编制管理，改变公立医院编制单一审批制管理，探索推行向审批管理和备案管理相结合的方式转变。科学核定公立医院人员总额，人员总额包括原审批核定的事业编制和备案确定的人员控制数额。公立医院在人员总额范围内设置岗位，对备案制人员在岗位聘用、收入分配、职称评定、进修培训、考核等方面与原事业编制人员同等对待。备案制人员按照规定参加社会保险，在聘用期内由公立医院参照机关事业单位职业年金水平建立年金制度。

二是改革薪酬制度，完善公立医院绩效工资改革政策，细化绩效工资核定办法。适当提高公立医院绩效工资总量调控水平，对个别高层次医疗人才集聚、公益目标任务繁重的可再适当提高调控线水平。充分考虑公立医院医务人员职业特点，对于医务人员的延时加班、值班、夜班和上门服务等正常工作时间之外劳动（未能安排调休），可再适当增加10%～15%绩效工资总量。充分运用绩效考核评价结果，将其与公立医院绩效工资总量水平、院长绩效工资年薪水平和内部分配相挂钩，以充分体现收入分配的激励约束机制。对绩效考核评价结果为优秀的单位，其下一年度人均绩效工资总量原则上可按当地基准线6%～10%的幅度适当提高；对绩效考核评价结果不合格的单位，其下一年度人均绩效工资总量要适当下降。院长绩效工资年薪水平原则上控制在单位绩效工资年人均水平的150%～300%之间。严禁将院长收入与医院的经济收入直接挂钩。院长的绩效工资不纳入该单位绩效工资总量核定范围。高层次卫生人才薪酬待遇与岗位职责、工作业绩、实际贡献以及成果转化产生的效益等因素直接挂钩，并由用人单位自主确定，不纳入单位绩效工资总量核定范围。

（二）破除以药补医，探索建立稳定长效的补偿新机制

一是降低公立医院药品耗材价格。2015年，江苏省在实行药品集中招标采购基础上，率先对国家规定的十大类高值医用耗材全部进行集中采购，第一批比省部属医疗机构上报采购价格平均下降16.57%，第二批平均降

幅 23.41%。

二是建立短缺药品储备制度。将 22 种药品列入短缺药品目录，江苏省通过建立南京、徐州、淮安和泰州 4 个省级短缺药品储备点，下达储备计划、网上供应药品，以有效缓解群众用药需求；江苏省率先发布《江苏省急（抢）救药品集中采购目录（2015 年版）》，明确 16 大类 66 种急（抢）救类药品，其中化学药 63 种、中成药 3 种，于 2015 年 7 月 1 日起施行，为全省新一轮药品集中采购工作奠定了基础。

三是进一步加大政府投入。2015 年江苏省省级财政安排一般公共预算医疗卫生支出比去年增长 22.1%，高于省级一般公共预算收入 10.7%的增幅。大型设备、政策性亏损、信息化建设、公共卫生和惠民服务等经费全部由政府财政负担。同时，化解公立医院债务工作开始启动，南京和镇江市 2015 年分别安排财政资金 1 亿元，解决公立医院债务问题，推动公立医院良性健康发展[44]。

（三）整合资源，推进建立分级诊疗体系

江苏省采取组建医疗集团等纵向医联体的办法，推进区域医疗资源的集约利用和县乡村一体化管理，推进实现分级诊疗。以区域卫生规划和医疗机构设置规划为统领，确保各类医联体覆盖所有城乡基层医疗卫生机构。在组建医疗集团时，明确所有权、经营权、产权、人事权等，建立法人治理结构，设立理事会、管理层和监事会，实行决策、执行和监督相分离。实行医疗集团内部人员编制统筹使用，实行统一的人员招聘、岗位聘用、薪酬待遇、考核奖惩和教育培训制度，内部流动无须办理多点执业手续，打通人员上下流通渠道。强化上级机构对下级机构的业务指导和技术支持，

[44]江苏省公立医院综合改革进展情况 [EB/OL]. http://www.bjah.gov.cn/ztlm/135ghzt/tszs/201508/t20150828_123601.html.

为基层培育一批特色专科。充分利用牵头单位的管理优势和品牌效应，在医疗集团内部实现统一的医疗护理管理制度、服务行为规范和诊疗规范，共享先进的管理经验。按照统一标准和规范，统筹集团内部信息系统建设，实行大型设备资源整合。组建影像中心、检验检测中心、远程会诊中心等平台，实现检验检查结果互认。建立集团内部的双向转诊绿色通道，规范双向转诊机制，对于基层首诊上转的患者，上级医院实行免挂号费并优先安排门诊、检查和住院，上级医院及时下转符合指征的患者并提供患者信息，基层机构为下转患者提供后续康复治疗和上门服务。

实施改革以来，基层就诊率显著提升，上半年全省农村地区乡村两级医疗卫生机构诊疗人次占本地区总诊疗人次的 84%，新农合住院患者在县域内治疗率达到 86%，最高的张家港市达到 96.6%。启东市 1~8 月份基层医疗机构住院人数较去年同期增长 24.49%，增幅远高于市级医院的 5.45%。

二、安徽省医改经验

（一）推进城市公立医院综合改革，实行区域内“全覆盖”

安徽省在前期 132 家县级公立医院实施综合改革的基础上，进一步推进所有 100 家（省属 17 家，市、区属 83 家）城市二级以上公立医院实施综合改革。具体做法是采取“12345”的改革措施：

一个核心，以取消药品加成，转换医院运行补偿机制为核心。两项原则，坚持患者就医负担不增加，医务人员收入不减少的基本原则。三个同步，同步实施取消药品加成，带量采购药品耗材和调整医疗服务价格。所有城市公立医院全面取消药品加成。组建市级药品耗材集中带量采购联合体，省市形成“16+1”联合采购模式。降低医用设备检查治疗价格，调高体现医护人员技术劳务价值的诊疗服务及部分中医服务价格。四项措施，控制医院收入药品占比，控制医院收入耗材占比，提高医务人员支出占比，控制城市大医院门诊服务时间和服务数量。五项制度，以医疗联合体、预约诊疗为切入点，建立分级诊疗制度；以规范技术使用、合理控制费用为特征，建立临床路径管理与支付制度；以信息化、科学化为支撑，建立现代医院内部管理制度；以引导患者合理就医和推行社会监督为出发点，建立医疗服务信息社会公开制度；以构建和谐医患关系、共同减轻疾病痛苦为目标，建立医院人文关怀制度。

实施改革以来，安徽省城市公立医院呈现“四升四降”的良好局面：患者就诊时间、服务效率、技术劳务收入占比和患者就医获得感“四提升”，如在医疗收入中，诊察费、手术费、护理费和治疗费占比同比分别提高了 8.0、1.0、0.5 和 1.5 个百分点；大医院服务量增长幅度、医生劳动负荷、医药费用增长幅度和药品费用“四下降”，如住院次均药品费用同比下降 470.3 元。

（二）与商业保险机构合作，探索城乡居民基本医保改革

2015 年 4 月安徽省按照管办分开、政事分开原则，在城乡居民基本医保已并轨的 25 个统筹地区，探索开展商业保险机构经办城乡居民基本医保试点，充分发挥商业保险机构在规范医疗行为、控制费用等方面的作用。在激励机制方面，提出经办费用由地方政府通过竞争性谈判等方式确定，在同级财政现有预算中统筹安排，原则上不高于原经办服务成本；对经有效管控、审核减少支付的医疗费用，按照合同约定奖励商业保险机构。

在机构遴选方面，按照政府采购法和招标程序，以及《安徽省商业保险机构经办城乡居民基本医疗保险业务招标需求》规范文本要求，在合肥市公共资源交易中心通过竞争性磋商方式确定国元农业保险股份有限公司等 6 家机构，并签订框架协议。中标商业保险机构获得安徽省试点统筹地区城乡居民基本医疗保险业务经办资质，同时自动取得试点统筹地区城乡居民大病保险业务承办资质，有效期限到 2017 年 12 月 31 日。在机构使用方

面，25 个试点统筹地区通过竞争性谈判等方式，在这 6 家中自主选择确定一家商业保险机构经办本地基本医保业务。在政府职能转变方面，成立了城乡居民医保管理中心，出台经办机构管理办法，政府由“运动员”变为了“裁判员”。

三、福建省医改经验

（一）建立强有力的组织领导体制，改善医疗服务体系

福建省省级和市级均由党委书记任医改领导小组组长，将涉及医改的卫生计生、医保、药品流通等工作由一位政府领导统一分管，省级和市级成立政府主要领导或分管领导担任主任的公立医院管理委员会，把分散在部门的相关职能进行整合。在小组领导下，福建省致力于构建一个“上级愿意放，基层接得住，群众愿意去”的分级诊疗体系。在公立医院改革过程中，全省各地市组建了多种形式的医联体，探索建立以分级诊疗为基础绩效评价机制，使大医院“舍得放”。如厦门岛内推行“院办院管”、岛外推进“区域性医联体”；福州市以第一医院为龙头，联合二级医院、社区卫生服务中心等 26 家机构组建医联体，形成了区域性的“3+2+1”纵向模式。

为了让群众“乐意去”，福建省实施了差别化的医保支付政策，大力提升基层服务能力。如长汀县实行新农合的差别化补偿，将乡级、县级、县外的住院补偿标准分别确定为 90%、80%、50%，基层医疗机构普通门诊统筹补偿标准为 60%，取消家庭封顶，日次封顶提高到 27.5 元。同时确定乡镇卫生院 22 种、村卫生所 6 种常用药，实行慢性病基层就医“零支付”供药。基层就医率不断提升，2014 年获得住院补偿的 6.02 万人中，在乡级住院的患者占 49.96%、县级占 34.97%、县外占 15.07%。

（二）改革医疗保障体系，稳步推进“三合一”管理体制

福建省首先开展了城乡居民基本医保政策的统一。2015 年福建省政府办公厅印发了《关于城乡居民基本医保政策一体化的实施意见》，明确了在参保登记、缴费标准、药品和诊疗项目目录、保障水平、结算办法方面的“五统一”要求。目前，各地市基本完成了城乡居民基本医保政策的统一，其中，厦门、三明、漳州、南平等地还进一步整合了经办管理机构。

四、青海省医改经验

（一）由点及面，逐步推进建立分级诊疗制度

青海省以先行先试为手段，“由点及面”逐步推进建立分级诊疗制度。明确各级医疗机构功能定位，开展高血压病、糖尿病、结核病等 9 种慢性病双向转诊试点并逐步扩大疾病范围，整合共享检查检验资源，促进各级医疗机构分工协作。严格控制越级诊疗，对非急难危重症患者越级诊疗的，医保支付比例下浮 10%，发挥医保对分级诊疗的引导作用。通过对口支援、医疗联合体建设、医师多点执业等方式推动优质资源下沉。

（二）多部门充分合作，加大医改投入

青海省多部门配合研究制定了公立医院改革、分级诊疗、医保支付方式改革等 20 多个医改配套文件，省财政部门切实加大对医改的投入，累计投入医改资金 290 亿元，2014 年省级医改补助资金达 31.4 亿元，较上年增长 28.7%，为深化医改，建立各级公立医院合理的经费补偿机制提供坚实保障；人事编制部门主动配合各级各类医疗机构重新核准编制岗位，财政

依据岗位值数对医疗机构予以投入，有效地保障了医疗机构运行；各部门在省级层面搭建省级数据平台，也极大地提高了政府对医疗服务领域的监管和治理水平。

青海省大病保险实行省级统筹，医保部门一方面不断提升筹资水平，管理能力，另一方面还积极探索委托商业保险承担医保经办医务。通过经济手段转变医院行为，既是推进分级诊疗的主要力量，也为扭转公立医院补偿机制奠定了坚实基础，在整个青海省医改中发挥了支撑作用。

第二节　区域医改初显成效

一、三明市医改经验

福建省三明市对市县所有 22 家公立医院同步实施综合改革，获得重要成效。

（一）加强政府主导与统筹，保证医改政策切实落地

三明市委、市政府建立了“政府主导、部门参与、医院配合、社会监督”的工作机制，保证医改政策统一执行。在全国率先将涉及公立医院改革的有关医疗、医药、医保等政府职能部门，集中到一位市领导分管，充分授权，全权负责。实行“医疗、医保、医药”三医联动，率先组建市医疗保障基金管理中心，整合城镇职工和居民医保、新农合，实现“三保”合一，各县（市）设立垂直管理部，实现统筹管理。

（二）优化药品流通环节，抑制药品价格

三明市所有二级以上公立医院实行药品、耗材零差率销售。由医保基金管理中心负责药品采购和结算，药款通过医院当月医保基金抵账，实行

“一品两规”（每一种药品采购最多允许两个规格）、“两票制”（药品经生产、配送到医院过程只允许开两次增值税发票）等措施，医院不直接与供应商发生经济利益联系。建立企业黑名单制度等重点监控措施，跟踪辅助性、营养性、高回扣的药品使用情况，控制抗菌药物使用和化验收入占比等。

（三）提升医疗服务价格，促进公立医院发展

采取“总量控制，有升有降，分批调整，优化结构”的方式，同步开展医疗服务价格调整。截至 2015 年 9 月，三明市先后 4 次对公立医院医疗服务价格进行调整。调高医疗服务技术劳务型项目，降低器材检查化验类型项目。调价与医保支付政策有效衔接，医保基金由“穿底亏损”转向结余。三明市 22 家公立医院医务性收入由 6.59 亿元、占比不到四成，逐步上升至 2015 年的 15 亿多元、占比近六成半。

（四）建立激励约束机制，提升医疗服务能力

三明市通过实行全员年薪制，对全市 22 家公立医院在职临床医师类、技师类医务人员，按照级别和岗位，实行四个等级的年薪制。院长考核主要从医院评价、办医方向、平安建设、医院管理、医院发展等 5 个方面进行，医生考核主要从岗位工作量、医疗质量、费用控制、医德医风、社会评议等几个方面进行。薪酬计算不直接与医院经济收入挂钩，排除药品、耗材、检查化验、过度医疗等因素。

二、其他地区医改案例

（一）浙江省实施“双下沉”、促进“双提升”，着力提升基层卫生服务能力

推动医疗资源下沉，补强基层短板。浙江省围绕填补下沉地区医疗资源空白领域和薄弱环节，促进人才、技术、管理全面长期下沉，鼓励城市医院资金下沉，与县级医院开展合作办医。积极培育资源纵向整合的医疗集团或医联体，加快形成合作办医的利益共同体、责任共同体。以管理、技术、人才、信息等为纽带，实现派出医院的人、财、物向下流动，科学配置医疗资源，促进患者合理就诊。

强化技术管理同质，促进上下融合。城市医院接受县级分院医师进修、住院医师规范化培训和管理干部挂职锻炼。对重点帮扶专科的骨干医师建立“导师制”培养制度，开展“潜力医生”“拔尖人才”等培养计划，以职业发展调动基层医务人员积极性。加强上下级医院和地方政府之间的信息相通，促进上下级医院间管理和业务信息的互联互通，推进管理制度、业务规范和服务流程等方面的一体化，在紧密合作办医中形成文化同识、管理同规，适宜和普及性技术的同质。

加强学科建设，扩大区域效应。制定医院近远期目标和发展规划，明晰功能定位，补强弱势学科，做精优势学科，起步阶段重点帮扶 4 个以上重点学科建设。城市医院与县级医院共建特色专科或专病中心，带动医院整体发展，并向周边辐射。如浙江省人民医院海宁分院普外科获浙江省县级医学龙头学科，武义县第一人民医院、淳安县人民医院泌尿外科影响力逐渐辐射到周边县市。

落实保障举措，加大考核力度。浙江省拨付专项资金支持开展“双下沉”的省级医院和基层医院，强化对派出医院、地方政府、派驻医院在组

织领导、政策举措、工作成效等方面的考核，重点考核合作协议签订情况、下沉人员到位情况、派驻医院人才培养和学科建设情况、派驻医院临床业务发展和科研教学情况、县域患者就诊率以及群众、政府和职工满意度等指标，考核结果作为安排派出医院、派驻医院专项资金的主要依据，并纳入医院等级评审及卫生城市考核指标体系。

（二）厦门市探索建立“三师共管”，大力开展分级诊疗

慢病先行，创设“三师共管”新模式。福建省厦门市自 2012 年起以慢性病为切入点，着力推进慢病分级诊疗工作，建立了基于专科医师、全科医师、健康管理师“三师合一”的慢病一体化服务模式。“三师组合”即每名入网慢性病患者都由一名三级医院中级及以上职称专科医师、一名基层医疗机构全科医师和一名经过培训认证的健康管理师进行全程照护，其中专科医师负责对入网患者进行诊断，制定个体化治疗方案，并定期下社区巡诊，同时负责带教全科医生。全科医师负责执行专科医生制定的诊疗方案，掌握患者病情变化，做好随访病程记录，将病情控制不良的患者及时反馈至专科医生，以期尽快解决问题；在专科医生的带教下实现对患者的独立诊疗；协助健康管理师做好个体化健康教育。健康管理师负责联系患者与医生，负责患者日常的随访与健康教育；强化个体化健康教育，指导患者实现日常自我管理；及时向医生反馈患者的病情变化情况，负责安排患者下次随诊时间及双向转诊相关事宜。该模式强化了慢病患者的全程规范管理，并调动社区、医院和群众积极性，实行社区首诊，从而有效降低了慢病并发症，提高了患者生活质量，节省了医保费用支出。

统筹协调各方利益，切实推进分级诊疗。在“三师”共管运行模式逐步推进的同时，厦门市充分考虑医院、基层医疗机构、群众的利益，努力调动各方积极性，让“三方”都乐意，着力提升基层医疗机构的承接能力，提高员工工作积极性，做到“社区乐意接”；通过改革大医院的补偿机制和考核分配机制，引导大医院不再过分追求门诊规模的增加，实现“医院乐

意放”；通过调整收费价格和医保报销比例、增加基层医疗机构慢病用药目录、实行大医院“专家下社区制度”等，引导老百姓到社区就诊，实现“老百姓乐意去”。

实施改革以来，厦门市基层医疗机构诊疗人次同比增长 43.62%，35 岁以上门诊首诊测血压人数同比增长 67.01%，随访管理高血压患者人数同比增长 93.66%，随访管理糖尿病患者人数同比增长 135.91%。

（三）上海市实施“1+1+1”家庭医生签约服务制，推进基层首诊制度的建立

上海市实施“1+1+1”签约服务的主要做法：一是建立起家庭医生制度，明确家庭医生的职责主要是为居民提供社区首诊，分诊甄别患者，开展常见病、多发病初步诊疗及健康管理。二是建立社区卫生服务中心与二、三级医院的紧密协作关系，通过二、三级医院下派医生集中为家庭医生服务提供技术支撑，同时，预留部分门诊和住院等医疗资源由家庭医生调配。三是实施“1+1+1”签约服务模式。即居民在与 1 位家庭医生签约基础上，再选择 1 家区级、1 家市级医院组合签约，签约患者可在区级和市级医院优先享受挂号、就诊、检查、住院等优惠服务，如需至组合外就诊必须经过家庭医生转诊。2014 年，全市 60 岁及以上老年人门诊总量的 58.6%发生在社区卫生服务中心，共有签约居民 936 万人，占常住居民的 42%，签约居民基本覆盖本市 60 岁以上户籍人口，为推进分级诊疗奠定良好的基础。四是建立社区长处方用药机制。针对诊断明确、病情稳定、需要长期服药的签约慢性病患者可一次开具治疗性药物 1～2 月药量。五是建立药品使用联动机制。对经家庭医生转诊至上级医疗机构的签约居民，在需要延续上级医疗机构长期用药医嘱情况下，家庭医生可根据医嘱开具相同药物（麻醉药品和精神药品除外），并实施零差率。六是建立以目标责任为基础的考核制度。将工作量、服务质量、服务效果等综合评价结果作为收入分配的直接依据，且合理超支部分由政府补偿。

通过实施“1+1+1”家庭医生签约服务试点，推动有序就医格局，调动居民在基层就诊的积极性。目前，社区卫生服务中心已承担了全市老年人门诊总量的 58.6%。提升服务的有效性，签约居民的电子健康档案规范建档率及年内利用家庭医生诊疗服务的比例显著提高，其就医感受度也不断得到改善。值得借鉴的经验一是优质医疗资源下沉，优惠服务向签约居民倾斜。二是家庭医生同居民建立起“一对一”的稳定契约关系。三是根据签约居民长期用药需求，适当扩展基层用药范围并延长处方药量。四是保障家庭医生绩效工资增量，提高家庭医生工作积极性。

第三章　深化医改面临的挑战与政策展望

第一节　深化医改面临的问题与挑战

当前，全球化、工业化、城镇化、人口老龄化进程加快，疾病谱发生变化，慢病在我国已进入高增长状态。肿瘤、心脑血管病发病居高不下，糖尿病等重大疾病高危人群不断扩大，特别是慢性病发病的低龄化趋势已威胁到我国青少年身体健康，成为削弱我国人力资本数量和质量的重要因素之一。如此严峻的形势给保障人口健康的能力带来新挑战，对发展医疗卫生体制改革提出了新要求。

“十三五”时期是落实“四个全面”战略布局的关键时期。新常态下，人民群众健康需求日益增长，维护健康，解除病痛，提升生存质量的多层次、多样化健康需求，需求总量更大、层次更多、范围更广。

同期，医改涉及的利益格局调整也变得更为复杂，医疗资源总量不足和结构性矛盾仍较为突出，如期实现全面建成小康社会奋斗目标，让人人享有基本医疗卫生服务，需牢固树立创新、协调、绿色、开放、共享的发展理念，坚定不移地推动深化医改。

一、全面落实医改政策，精准发力的实施路径仍需进一步明晰

一是改革的整体性、系统性和协同性需要进一步加强。医改是个系统工程，在新常态下，伴随着新问题和新矛盾，需要在部门协作、政策配套、组织实施等多方面联动推进，进一步加强改革的整体性和协同性。

目前，“医疗、医保、医药”三医联动推进机制尚不够完善，各地推进进度不一，综合改革效果仍不显著。医疗服务供给与人民群众医疗卫生服务需求不平衡，医疗服务体系改革、医保制度与药品流通领域改革协同性不佳，影响分级诊疗制度的进一步推进。医保支付方式改革的系统性、协同性不足，不同部门对医保支付方式改革的诉求不一，不同保险制度采取的支付方式各异，门诊与住院支付方式改进尚不平衡。药品质量优先与价格合理协调发展有待加强。

二是管理体制改革有待进一步实化。管理体制改革的顶层设计在逐步完善，但改革措施仍有待进一步实化。目前，公立医院体制机制改革部分地区进展缓慢，医院管理体制、内部治理结构、人事薪酬制度、医保管理体制、药品流通体制等方面缺乏实质性、突破性的改革措施。医保管理体制改革仍有待进一步探索。医疗保险与基本公共卫生筹资机制有待进一步健全，城镇居民与新农合的筹资增长机制尚待突破，制度的可持续发展尚待解决，实现基本医疗保险制度保障待遇的一致性仍任重道远。基本公共卫生项目的经费长效增长机制、考核激励机制和健康影响评估机制有待建立和完善。各级医疗机构利益分配机制尚未建立。现代医院管理制度还需进一步健全。基层卫生服务模式和激励机制改革有待拓展深化。

二、满足卫生计生事业发展和人民群众健康需求，人才队伍建设仍需进一步加强

一是医学教育体系仍有薄弱环节，教育制度还需要进一步完善。全科医生培养体系还不够健全，学科建设较为薄弱，师资队伍匮乏；毕业后的继续教育质量有待进一步提高；规范化培训相应配套政策仍然缺乏。

二是多数卫生计生人才培养制度仍处于探索性、试点性和项目性阶段，人才管理的制度性障碍仍然存在，严重制约卫生计生人才的创造力和活力。基层人才队伍建设进展缓慢，公共卫生、全科医学、儿科医学、老年医学、康复医学和护理等专业人才供需失衡。

三、满足群众健康维护与医疗服务需求，服务能力仍需提升

一是疾病预防控制工作面广，公共卫生服务仍需持续加强。党的十八大以来，在国家层面出台了一系列疾控相关法规政策，重大疾病防治策略不断优化，重大和基本公共卫生服务水平显著提升，但疾病预防控制工作面广、敏感度高。我国作为人口大国，传统和新发传染病防控形势严峻，慢性病负担持续上升，重大疾病防控的瓶颈还有待解决，预防医学和公共卫生服务领域还面临着艰巨的任务。

二是适应建立分级诊疗制度的新要求，基层医疗服务能力亟待提升。县级以下医疗机构的人才结构、医疗设施、诊疗技术和药品配备无法充分满足诊疗需求和县级下转患者的治疗康复要求，影响医疗质量的提升和双向转诊的实施；基层医疗机构缺乏数量充足、质量合格的全科医生团队执行首诊任务，也影响了签约服务的有效推进。

三是相对于建设健全的医疗保障体系，医保经办力量还不足，既有人员对保险行业和医疗卫生事业发展的规律认识不足，也有专业服务能力有

待加强的问题。医保管理的精细化程度与巩固完善全民医保制度的要求仍存在一定差距。

四、科技创新助力医改，支撑作用仍需进一步强化

一是科技成果转化面临新挑战。科技创新成果对医改的支撑效果逐渐显现，但成果成功转化率仍有待提高。尽管国家高度重视医疗科技成果的转化促进，通过产业园区、孵化器等各种转化手段促进成果转化和产业化，但是转化手段多样化发展仍需突破。

二是信息化支撑作用有待进一步提升。基层卫生信息化建设水平仍然较弱，上级配发的业务系统在同一机构并存且相互独立；信息化建设与业务结合不够紧密，信息系统之间没有实现有效的关联互动和信息共享，“信息孤岛”现象依然存在。

第二节　面向“十三五”，聚焦核心问题，抓落实求实效

“十三五”是我国全面建成小康社会的决胜阶段，2016 年是“十三五”的开局之年，也是纵深推进医改的关键之年。深化医改应贯彻落实创新、协调、绿色、开放、共享的理念，坚持预防为主的方针，聚焦重点领域和关键环节，持续加大投入，着力保基本、兜底线、补短板，强化人力资源和财力保障机制建设，充分调动全社会积极性，协同推进“医疗、医保、医药”联动改革，建立健全基本医疗卫生制度，充分考虑地区差异，切实提高百姓获得感，实现人人享有基本医疗卫生服务，推进健康中国建设，提高人民健康水平。

一、加强改革的协调联动性，处理好政策阶段性与一贯性的关系

在“十三五”时期深化医改过程中，处理好政策阶段性与一贯性的关系，将会更好贯彻落实中央关于“推进健康中国建设”的决策部署，也能更有效促进“以疾病为中心”向“以健康为中心”转变，从而进一步满足人民群众健康新期盼。面向人民健康需求，应从立足医改全局的角度，全面谋划和部署“十三五”医改工作，为实现人人享有基本医疗卫生服务目标，抓落实求实效。同时加大部门间沟通协调与协作配合力度，在政策配套、组织实施等方面联动推进。对改革的督查评估也应进一步强化，更有针对性地提出改革新举措。进一步推动医改相关法制工作。坚持深化改革与法治建设双轮驱动、相向而行，在法治下推进改革，在改革中完善法治。深入了解医改进展和成效，发现问题，总结经验，推动整改落实。

二、着重加强人才队伍建设，发挥“人”在医改中的关键作用

当前，从中央到各部委、到地方，人才资源是第一资源的理念正在达成共识，落实加强人才队伍建设的发展战略，需要建立适应新时期要求的人才发展机制。

（一）加强医教协同，提升医学教育质量

在医学生在校教育、毕业后教育中进一步加强医教协同。完善医学教育协调工作机制，注重在校医学生培养与相关政策的衔接，形成符合行业特点的医学人才培养制度，将有助于医学教育质量进一步提升。发挥远程教育技术优势，开展多种多样的继续医学教育活动，实施科学的学分管理

制度，持续提高岗位胜任能力。住院医师规范化培训，对于培训临床高层次医师，提高医疗队伍的整体素质，提高医疗质量具有重要意义。健全住院医师规范化培训政策，进一步加强培训基地和信息系统建设，完善配套政策，强化过程管理，进一步完善专科医师规范化培训制度，将有助于提高住院医师和专科医师的培训质量。

（二）大力推进卫生计生人才管理制度和机制创新

着力破除束缚人才发展的制度机制，健全人才培养开发、使用评价、流动配置和激励保障等机制，建立健全维护公益性、调动积极性和保障可持续性的分配机制和管理机制。深入结合实际需求，制定管理政策和设计培训内容，以岗位需求为导向，以胜任能力为核心，强化对培训项目的统筹管理，针对重大需求，突出全局重点，精准实施，统筹规划。加快实施医师多点执业政策，在医务人员岗位设置、收入分配、职称评定、管理使用等方面统筹考虑，落实用人自主权，是推进卫生计生人才管理制度的有效措施。

（三）充分调动医务人员参与医改的积极性

医务人员是医改制度的执行者，也是医改工作的推进者，在医改中扮演重要角色，对医改能否顺利推进起着至关重要的作用。“医务人员受鼓舞”也是医改的重要目标之一，面向深化医改的要求，面向新时期人民群众的健康需求，对于这样一支支撑着公共卫生服务和医疗卫生服务的人才队伍，需要充分调动他们的积极性。在人才激励制度上实现突破，加快建立适应行业特点的医务人员薪酬制度。充分体现医务人员的高知识、高技能、高责任、高风险及高强度等特点，遵循医学职业在各国家和地区受到高度信任和尊重的社会共识和国际通行做法，尽快提高医务人员的薪酬水平，体现医务人员的技术劳务价值，合理评价社会贡献。增强卫生计生行业从业人员的荣誉感和归属感，更充分调动医务人员参与医改的积极性，提高贡献度。落实分级诊疗制度要求，推进向基层和中西部地区倾斜的人才政策，切实体现国家强基层、重一线的政策导向，优化卫生人才的城乡、地区分布。鼓励和吸引卫生专业技术人员到基层、到中西部地区工作，通过设立地区性和岗位性津贴，引导合格的医务人员向基层和边远地区流动，有助于稳定医务人员服务于基层。

（四）全面加强各类人才队伍建设

全面加强各类人才队伍建设需要继续加强以全科医生为重点的基层卫生人才培养，继续开展全科医生特设岗位试点；加强公共卫生、儿科医学、老年医学、康复医学、精神病学及护理等急需紧缺人才队伍建设；也需要适应新的健康需求，推进健康服务人才队伍建设，加强健康管理、食品安全、卫生信息技术人才队伍建设；同时坚持创新引领，支持科技人才潜心研究，加强管理人才队伍的专业化和职业化建设。

三、坚持和贯彻预防为主的卫生工作方针，将为构建人民健康防控屏障提供持续支撑

中国的基本国情决定了深化医改必须坚持和贯彻预防为主的卫生工作方针。预防为主最大限度地发挥有限的卫生投入效率，是提升居民健康水平，缓解群众就医负担的重要举措，对于全面建成小康社会具有重要意义。中央提出的“推进健康中国建设”的“十三五”规划，是我国医改全面落实五大理念，坚持大健康、大卫生、大医学，建设中国特色医疗卫生服务体系的重大举措，也是破解医改难题的有效途径。

“健康中国”建设体现了“健康一生”和“健康环境”两大理念。“健康一生”主要靠医疗卫生服务体系提供的服务加以实现；“健康环境”靠政府各部门齐心协力，齐抓共管，充分考虑大健康、大卫生，把健康融入所有政府部门的政策之中。加大深化医改力度，要毫不动摇地坚持预防为主

方针，以维护人民健康、国家安全为宗旨，防治结合。依法科学，推进疾病防控关口前移、重心下移。全面提升公共卫生和传染病防控水平，加快构建中国特色公共卫生安全防控屏障，促进公共卫生政策与深化医改措施更密切结合。一是要加强重大疾病预防控制，坚持预防为主、因病施策，严控传染病疫情，实施慢性病综合防控，进一步完善防治结合工作机制，健全重大疾病防治保障机制；二是健全完善疾病监测预警体系、基层防控和应急救治体系，重点完善疾病监测网络，增强监测预警能力；三是强基层、补短板，牢抓防治工作薄弱环节，特别要关注学生群体、老年人与流动人口等特殊人群的健康，关注贫困地区疾病预防控制工作，要做好重点地区重点人群艾滋病、结核病、地方病、精神疾病、职业病、癌症、乙肝等疾病预防救治，切实解决群众关注的公共卫生问题，筑牢公共安全第一道防线；四是秉持大健康、大卫生理念，推动形成政府主导、部门协作、社会参与、专群结合、群防群控的工作新格局。主动参与全球卫生治理和传染病防治，进一步提升我国在全球公共卫生领域的影响力。

第三节　统筹谋划，加快医改纵深发展

一、继续深化公立医院改革，加快建设现代医院管理制度

推进补偿机制、价格调整、人事制度、分配制度、薪酬制度和医保支付制度的改革，完善管理制度和绩效考评等制度。同时，进一步增强公立医院公益性，继续巩固完善县级公立医院改革的成果，扩大城市公立医院改革覆盖面，推进公立中医医院综合改革，逐步建立政事分开、权责明晰、运行规范、管理科学的现代医院管理制度。

（一）强化组织领导，建立权责明晰的治理机制

公立医院改革不只是改医院，还要转化政府职能。不仅整个医疗服务生态要变革，政府、公立医院、社会、患者的责权利也应重新界定。具体来讲，一是应推动政府职能转变，确保政府在提供基本医疗卫生服务中的主体责任，坚持保基本、强基层、建机制、补短板；二是健全政府办医体制，推动政府管理方式由直接管理逐步向行业管理转变；三是调动市场机制作用，进一步提高医疗卫生系统的整体效率，满足人民群众不断增长的医疗卫生服务需求；四是健全院长的选拔任用机制，对院长任期目标进行考核和问责，实现院长的职业化、专业化，完善公立医院精细化管理。

（二）理顺医疗服务和药品价格，健全科学补偿机制

政府应在保证公立医院良性运行，医保基金可承受，群众整体负担不增加的前提下，按照“总量控制、结构调整、有升有降、逐步到位”的原则[45]，实施医疗服务项目价格调整与药品管理的联动改革，扭转不合理医疗服务收费结构，科学测算医疗服务的真实成本，给予医务人员应享受到的合理收入水平，建立医院成本和收入结构变化为基础的价格动态调整机制，使医疗服务价格真正体现医务人员的劳动价值[46]。继续深化支付制度改革，因地制宜建立以按病种、按服务单元付费和总额预付为主的混合支付方式，使医保作为独立第三方支付的角色更加凸显。

---

[45]《关于全面推开县级公立医院综合改革的实施意见》（国办发〔2015〕33号）[EB/OL]. http:// www.nhfpc.gov.cn/tigs/s3581/201505/d5c49ba349af4d148813dff30449fa00.shtml.

[46]金春林，李芬，虞建明等. 完善公立医院补偿机制的建议，中华医院管理杂志，2015，31，(3)：167-169.

（三）深化人事制度改革，加快建立符合行业特点的公立医院人事薪酬制度

调动医务人员的积极性是改革的主要目标之一，深化人事制度改革，加快建立符合行业特点的公立医院人事薪酬制度是调动医务人员参与医改、推动医改积极性的重要措施。应创新编制管理方式，不断完善公立医院相关编制和人事制度，在薪酬待遇、职称评定、社会保险等方面的统筹管理。在岗位设置和职称评定方面，适当提高高级职称人员的比例，建立高级人才招聘的绿色通道，提高公立医院用人自主权。同时应按照“方法科学、体现行业特点、激励性和可行性”等原则，科学合理设计薪酬制度，调整薪酬水平和薪酬结构，建立动态的薪酬增长机制，合理体现医务人员技术劳务价值[47]，发挥激励作用。

（四）协同供需改革，加快形成分级诊疗格局

构建协同发展的服务体系是奠定医疗服务市场未来格局的基础。应加强医疗服务体系改革，强化不同医疗卫生机构的分工协作；推进基层首诊和签约服务，通过医保杠杆作用，引导城乡居民合理、有序就医；应加快分级诊疗制度建设，提升医疗卫生资源利用效率、缓解居民就医负担，改善卫生系统绩效。

---

[47] 马达飞. 如何建立具有医疗行业特点的人事薪酬制度，中国卫生人才，2014（12）：30-31.

二、健全体制机制，进一步完善全民医保制度

（一）建立健全城乡居民基本医疗保险制度稳定长效的筹资增长机制

建立稳定的筹资增长机制是城乡居民基本医疗保险制度可持续发展的重要保障。建议逐步建立与经济发展同步的筹资增长机制，可考虑按照城乡居民可支配收入的一定比例确定筹资标准。合理划分个人与政府、中央和地方各级政府在城乡居民医保筹资中的责任，促进我国基本医保制度的可持续发展。

（二）稳步提升城乡居民医保补偿水平，逐步实现基本医保制度保障待遇的一致性

医保制度保障待遇一致性（同一国家的居民，不管收入水平和雇佣状态如何，应享有同等的医疗保障待遇）是发达国家的普遍做法，如日本、德国、荷兰等通过建立风险调节机制或者设立风险调剂金等形式体现不同保险制度、不同人员基本医疗保险待遇的一致性。我国城乡居民医保制度已经开始整合，城镇非正式就业人群与农村居民的医保待遇差距逐渐弥合，但就业人群与非就业人群的医保待遇差距仍然较大，建议逐步提高城乡居民基本医保的筹资水平，探索不同保险制度和不同人群之间的风险调节机制，逐步推进实现基本医疗保险保障待遇一致性。

（三）全面推进支付方式改革，建立健全针对供方的激励约束机制

发挥各类医疗保险对医疗服务供需双方的引导作用和对医疗费用的控

制作用，协同推进分级诊疗制度建设。不同部门和不同医保制度应统筹设计，系统推进支付方式改革；实施支付方式改革，应注重病种、病例、服务和人群的全覆盖；加强对供方的激励与约束力度，控制医药费用的不合理上涨；进一步缓解人民群众的就医负担，逐步建成与基本医疗保险制度发展相适应，激励与约束并重的医保支付制度。

（四）加强医保经办力量，提升医保管理服务能力

加强医保经办队伍建设，逐步增加经办人员配备，适应基本医保精细化管理的需要；加强经办队伍培训，提升其专业性和管理服务能力，为全面实施支付方式改革、完善全民医保制度奠定基础；引入商业保险机构等社会力量参与基本医保的经办服务，提升基本医保的经办服务能力，激发经办活力。

（五）强化医保制度整合与建设，充分发挥现有制度的减贫效应

强化基本医保制度，补充医保制度、商业健康保险制度与医疗救助制度的有机衔接，加强对困难群体和边缘人群的识别和关怀，降低因病致贫和因病返贫的发生概率。

（六）整合医保基金与公共卫生服务资金，推动医疗保险制度向健康保险制度转变

整合医保基金与公共卫生服务资金，充分发挥公共资金的最大效用；强化防治结合，增强医疗机构提供公共卫生服务的主动性，推动基本医疗保险制度向健康保险制度转变。

三、逐步健全药品供应保障机制，满足群众用药需求

（一）提高药品供应保障能力

进一步落实《国务院办公厅关于完善公立医院药品集中采购工作的指导意见》，加快推进公立医院药品集中采购和高值医用耗材网上阳光采购，鼓励和引导跨区域联合采购；逐步增加国家药品价格谈判药品品种，合理降低专利药品和独家生产药品价格；加快推进重大新药的自主创新与产业化，优化创新药的审评、审批程序，在保障药品质量和安全的前提下，缩短新药上市时间；进一步完善国家药品供应保障综合管理信息平台和省级药品集中采购平台规范化建设，建立预警机制，完善药品采购数据共享机制；推动建立常态短缺药品储备制度，继续扩大国家定点生产药品范围，对临床必需、用量少、利润低的药品品种，建立定点生产制度，积极推动小品种药品生产基地建设，从而为短缺药品生产供应提供保障；继续完善低价、短缺药品配送管理，重点提高乡村、边远地区药品配送能力，药品及时供应和群众用药需求将会得到进一步保障。

（二）进一步优化药品流通体系

继续鼓励药品生产流通企业整合重组、推动产业集聚、发挥规模效应，以降低生产成本；进一步建立健全药品生产流通企业的公平竞争环境，为外资、合资与内资企业平等参与市场竞争创造良好的环境；逐步完善药品生产质量管理规范和药品经营质量管理规范等政策体系，严格药品经营企业准入，规范药品流通秩序；鼓励“互联网+”在药品流通领域的应用，发展现代化新型药品流通企业，从而使药品流通体系得到进一步优化。

（三）完善药品价格和质量监管机制，保障群众用药安全

药品集中采购过程中应平衡药品价格和质量之间的关系，逐步建立以市场为主导的药品价格形成及出厂价格信息可追溯机制，强化价格、招标采购等政策的衔接，促进药品市场价格保持合理水平。同时强化药品质量监管，开展仿制药质量和疗效一致性评价，将药品的质量差异作为定价政策的重要考虑因素之一，保证高质量仿制药、原研药的价格合理，以切实解决群众看病用药为目标，引导企业加强自主创新，全面提高药品质量水平，将使群众用药安全得到进一步改善。

四、以提升基层医疗卫生服务能力为抓手，加快推进分级诊疗制度

（一）进一步完善利益分配机制，为健全分级诊疗服务体系提供保障

首先，进一步明确各级各类医疗卫生机构功能，探索建立分级诊疗长效机制，包括医疗联合体、对口支援在内的多种分工协作模式；其次，以提升基层医疗卫生服务能力为导向，以业务、技术、管理、资产等为纽带，有助于推动医疗服务体系纵向整合；第三，建立健全不同医疗服务机构的信息共享和利益分享机制，持续推动医疗资源合理配置和纵向流动，引导优质资源下沉；第四，适当拉开不同级别医疗机构的起付线和支付比例差距，探索基层医疗卫生机构慢性病患者按人头打包付费等，建立不同级别医疗机构的医保差异化支付政策。

（二）持续夯实基层能力建设，合理引导群众分级就医

首先，在基层医疗机构的卫生服务能力建设方面，通过明确和落实各级各类医疗机构急慢性诊疗服务功能，加强适宜技术推广工作，强化乡镇卫生院（社区卫生服务中心）基本医疗服务功能，完善治疗-康复-长期护理服务链；其次，建立能够满足基层医疗卫生机构实际需要的药品供应保障体系，实现药品使用的上下联动和相互衔接；第三，明确常见病种出入院标准和双向转诊规范，建立健全转诊指导目，重点畅通慢性期、恢复期患者向下转诊渠道，推动急慢分治，逐步实现不同级别、不同类别医疗机构之间的有序转诊；第四，继续新制修订疾病临床路径，扩大临床路径覆盖面，提高管理质量；第五，鼓励医师多点执业，促进医疗人才高效流动，合理引导群众就医流向。

五、以统筹协调宏观政策为重点，继续深化基层卫生综合改革

（一）进一步重视医疗卫生事业单位编制人事管理制度创新，激活基层用人自主权

创新医疗卫生机构人员编制管理，根据居民卫生服务需求科学设置编制数量。通过编制备案、虚拟编制等方法，核定并配置基层医疗卫生机构服务岗位，下放人员招聘权，由机构负责人根据实际需求自主聘用所需人员，进一步激活基层用人自主权。

（二）推进基层签约服务，落实基层首诊和分级诊疗制度

以全科医生团队建设为重点，以重点人群为切入点，覆盖人群将逐步扩展至普通人群。根据居民健康管理的需求签订服务协议，服务内容将不断扩展，内涵建设得到强化，实现全科医生与居民的稳定服务关系的建立。探索以差异化服务、分类签约、有偿签约等多种签约服务形式，满足居民多层次服务需求。并建立健全签约服务激励约束机制，签约服务费不纳入绩效工资总额，用于对全科（乡村）医生团队的激励。对签约居民实行配套优惠政策，吸引群众积极参与签约。

（三）健全绩效考核机制，进一步完善基层收入分配机制

进一步强化以质量和健康结果改善为导向的绩效考核办法，进一步得到规范医疗人员服务行为，充分体现医务人员的服务价值。建立收入动态增长机制，逐步实现基层医疗卫生技术人员的待遇与县级医院相衔接。完善基层收入分配机制，打破绩效总额限制，允许机构收支结余除成本外的一定比例业务收入用于绩效分配，调整绩效工资分配比例，适度拉开收入差距，充分调动医务人员特别是骨干人员的积极性。

（四）合理处理基层首诊与基层服务能力提升之间的关系

实践是能力提升的重要途径。实行基层首诊不仅有利于分级诊疗机制的完善，同时对于基层卫生服务能力的提升有着重要的促进作用，基层首诊作为一种制度被多数国家采纳。当前我国基层卫生服务能力存在相对不足的问题，这往往也成为推行基层首诊的最大障碍。由于两者之间相辅相

成的紧密关系，将在科学论证的基础上，结合客观实际，逐步推广实施基层首诊，使其成为我国卫生保健制度的重要组成部分，从而基层卫生服务能力建设也将真正步入良性发展轨道，逐步改变“基层能力不足，不能承接首诊任务”“居民不信任基层能力，不能强制基层首诊”等问题。

六、加快发展和机制建设，推进公共卫生服务均等化进程

（一）健全相关法规，逐步实现从制度完善走向立法保障

进一步重视居民享有的公共卫生服务权利，通过建立健全医药卫生法律制度，加快推进基本医疗卫生立法工作，使政府的卫生管理和医疗机构的服务行为有法可依，强化政府提供基本公共卫生服务的职责，建立基本公共卫生资金的长效增长机制，为卫生监管与治理提供信用基础与行动依据。

（二）进一步完善公共卫生项目遴选和优化调整机制

基于卫生经济学和社会学评估，继续以居民的公共卫生服务需求为导向，优化现有服务项目，扩大服务覆盖面，进一步完善公共卫生服务项目种类省级统筹调整机制，进而实现基本公共卫生和重大公共卫生服务项目的精细化管理，提高服务水平和服务效果。

（三）进一步健全公共卫生服务项目考核激励机制

通过完善公共卫生服务绩效考核指标体系，逐步引入第三方考核，建

立和完善以绩效考核为基础的公共卫生服务项目激励机制，持续探索基本公共卫生服务经费统筹使用办法，以进一步提高服务积极性和服务效率。

（四）不断完善监测系统，建立公共卫生服务项目效果评估机制

将以持续优化公共卫生服务项目效果为目标，依据公共卫生服务项目的实施目标及具体内容，科学设计评估方案和指标，完善监测系统，建立定期项目效果评估机制，纳入工作议程。通过科学、客观的衡量项目实施对人群健康的作用，并充分应用评估结果以指导和调整基本公共卫生服务项目及重大公共卫生服务项目的实施策略和办法，保证项目健康发展，提高资金使用效率。

七、发挥信息化建设效能，促进卫生计生服务能力的提升

（一）以需求为导向，强化信息技术对业务的支撑

改变技术驱动的固有观念，强化业务管理人员的信息化思维，紧密结合卫生计生服务和管理的实际需求开展信息化建设，以业务驱动带动信息化建设的全面发展，通过优化业务流程、提高服务质量等方式，释放改革红利，最终实现多种形式的信息惠民、惠医和智能决策。

（二）应用新兴信息技术，推动服务模式创新

随着医疗服务、公共卫生的整合、移动需求增加，逐步将移动互联网、物联网、云计算、可穿戴设备、健康大数据等新兴技术引入到信息化建设中，以此解决卫生服务时间与空间的局限性，促进模式创新和绩效评价。同时，建立覆盖全人群、全生命周期、中西医并重、工作全天候的健康信

息服务模式，实现全面的个人健康管理，提升公众健康水平。

（三）强化基层卫生信息化，促进基层卫生服务能力的提升

进一步加强基层卫生信息化能力建设，促进基层卫生机构信息系统整合，提高信息系统应用水平，降低基层医务人员工作强度。研发基层卫生辅助决策系统，通过先进技术逐步提升基层医务人员诊疗水平，改善基层医疗卫生服务质量，提升居民对社区卫生机构的信任度，促进居民到社区就诊。

（四）加强人口健康大数据分析，支持行业监管和决策支持

通过对人口健康大数据的分析与研究，逐步开展决策支持模型库、知识库研究，提高卫生计生行业智能化水平；充分发挥科研院所等智库机构在理论创新、技术创新和应用评估中的咨询作用，建立多方参与的大数据研发利用格局，紧密结合医药卫生服务需求，为精细化管理提供技术与数据支撑，为制定相关政策提供辅助决策。

（五）通过信息共享，让优质医疗资源惠及更多居民

充分发挥人口健康信息体系在实现卫生事业改革发展目标上的重要支撑作用；强化医院、社区等不同机构的信息系统的互联互通，为跨医疗机构就医提供连续医疗记录，通过信息共享，促进有序的分工协作体系的形成；引导优质医疗资源下沉、促进有限医疗资源高效利用、为优质医疗资源惠及更多居民提供高效管理工具，为实现“基层首诊、双向转诊、急慢分治、上下联动”提供信息化支撑。

八、进一步发展健康服务业，促进社会办医政策落实

（一）健康服务业的职能与定位进一步明确

首先，新医改方案将推动健康服务业的职能与定位、范围、发展的重点领域等进一步明确，促进健康服务业发展与基本医疗卫生制度建设、公立医疗机构与社会办医协同发展；其次，以深化医改为契机，政府在推行完善的健康服务业相关政策中将逐步发挥更加重要作用，并在发展产业集群、强化支持私人产业的基础等过程中与私人部门形成的良好的伙伴关系；第三，在坚持政府主导的同时，市场机制的调节作用也将得到充分发挥，给一部分满足个性化、多样化需求的健康服务和产品留出发展空间。

（二）促进健康服务业发展的市场环境逐步完善

健康服务业是一个新兴服务业，需要国家在宏观层面上进行政策扶持，应以前瞻性、全局性的眼光重视健康服务业，促使健康服务业供方充分竞争，实现优胜劣汰，最终逐步规范市场行为，产生行业标准。进一步明确对健康服务业内各类机构的监管责任，完善监管机制，改善健康服务业中监管缺位的问题，着力加强社会办医的监管体系和能力建设；建立符合发展规律的市场准入制度，规范主体资格；探索行业自律模式，填补监管空白，大力推动行业诚信建设，制定行业自律公约，建立风险、警示和举报制度，规范成员行为，抑制恶性竞争[48]。

---

[48]任静，张振忠，王云屏等. 我国健康产业发展现状研究［J］. 卫生经济研究，2013，06：25-28.

（三）各项支持配套政策逐步落实，国家对健康服务业的支持力度不断加大

大力发展新兴健康服务业，将其作为新的经济增长点，既可促进经济发展，又可保障人民群众的健康安全和社会的稳定和谐。随着国家和地方关于促进健康服务业发展的相关政策措施的逐步制定和落实，对家庭健康护理和养老、康复、社会办医疗机构等重点领域的扶持力度将不断加强。将社会办医、养老、康复等纳入规划，大力扶持社会办医疗机构的发展，尤其鼓励社会资本在医疗资源配置相对薄弱的区域和口腔科、整形、儿科、产科、康复、精神卫生等专科领域发展，有助于围绕全生命周期的健康服务体系建立。推动医疗卫生服务延伸至社区、家庭。稳步推进和规范医师多点执业，加快转变政府职能，放宽条件、简化程序，优化医师多点执业政策环境，优化用人机制。此外，政府购买服务相关制度的建立、卫生投融资平台的创新举措等，也将为健康服务业的发展提供资金保障。

（四）科技创新政策的出台、中医药资源优势的发挥，推动有中国特色的健康服务业发展模式的形成

政府逐步从人才、资金、设备等方面给予健康服务业的发展相关政策支持，扶持新兴健康服务业的发展[49]，解决政策的协调性的问题，完善相应的知识产权保护制度，帮助有竞争力的企业进入潜力行业并实现生产率增长，鼓励和支持研发[50]。此外，中医药发展将得到进一步重视，积极发展中医药、民族医药事业，大力发展中医药健康服务，中医健康文化在健

---

[49] 王禅，杨肖光，白冰等. 美国健康产业发展及对我国的启示［J］. 中国卫济，2014，12：116-119.

[50] 林毅夫. 繁荣的求索，发展中经济如何崛起［M］. 北京大学出版社，2015.

康服务业的融入将推动有中国特色的健康服务业发展模式的形成。

九、进一步发挥科技支撑作用，助力医改向纵深迈进

（一）持续加大医学科技投入，完善经费保障机制

期待政府持续加大对医学科技投入的力度，调整结构，将竞争性支持和持续性投入相结合，增加长期性公益性医学与健康的攻关项目，实行稳定支持，将有利于促进集成升华，并推动跨越发展。在逐步完善我国医学科技经费保障机制的基础上，引入多维度评价方法，保障经费投入，进一步提高产出效益。

（二）继续重视监管科学化与标准建设

随着政府对政策体系创新监管的加强，监管部门科学监管能力与水平将不断提升，下一步如果将医疗监管纳入项目审批、技术创新、专利标准制定等创新环节中，将多角度加快创新技术成果转化。继续落实和推进《国务院关于改革药品医疗器械审评审批制度的意见》，继续加快审评审批制度改革，将全方位解决注册申请积压问题，并争取在消化完积压存量基础上，实现按规定时限审批，提高审评审批透明度[51]。

（三）鼓励科技创新，提升药械自主创新能力

在当前坚持和鼓励科技创新的基础上，通过加大医学科技创新统筹协调，将进一步建成有效推动科技创新和成果转化的创新机制。我国药物与

[51]齐鲁证券. 医药：政策利好促进产业升级［EB/OL］.［20150914］. http://d.wanfangdata.com.cn/Periodical/fsdtfx201534027.

医疗器械发展在组织上着力推动产学研医深度结合，充分调动多元创新主体的积极性；实施上以企业为主体，建立有效利益驱动机制，优化任务布局和资源配置方式。通过加快推进我国创新药物和医疗器械的创新转型、国产化升级和品牌化发展，以期打破依赖国外进口的局面，并有望培育出具有国际影响力医药领军企业。

（四）发挥国家级科研机构在国家创新体系中的骨干和引领作用

按照目前政府改革与发展思路，继续落实党中央关于深化科技体制改革的部署和深入实施创新驱动发展战略、推进健康中国建设的新要求，通过体制机制的创新，全面提升国家科研院所的科技创新能力。发挥国家级科研机构在国家创新体系中的骨干和引领作用，服务国家人口健康重大需求，引领中国医学科技创新发展。构建具有国际视野、符合大科学时代科研规律的多层次协同创新的医学研究网络，创新医学科研机制和组织模式，统筹科技资源配置，建立长效稳定的保障机制，不断提高国家级科研机构的核心竞争力和国际影响力。

2015 年，医改在改革的广度和深度上继续拓展和延伸，取得了良好成效，但在不断解决问题的过程中势必不断产生新问题。相对于我国当前社会经济发展阶段、庞大的人口基数及逐步触及的深层次问题，我国医改更具有其复杂性和艰巨性，是一项长期的系统工程，需要持续不断的努力和推动。